现代著名老中医名著重刊丛书

清宫代茶饮精华

主　编　陈可冀

编　著　史大卓　李春生　周文泉

　　　　马晓昌　殷苏燕　陈可冀

　　　　张文高

人民卫生出版社

图书在版编目（CIP）数据

清宫代茶饮精华/陈可冀主编. —北京：人民卫生
出版社，2012.2

ISBN 978-7-117-15238-9

Ⅰ.①清…　Ⅱ.①陈…　Ⅲ.①茶剂-验方-中国-
清代　Ⅳ.①R289.5

中国版本图书馆 CIP 数据核字（2011）第 252886 号

| 门户网：**www.pmph.com** | 出版物查询、网上书店 |
| 卫人网：**www.ipmph.com** | 护士、医师、药师、中医师、卫生资格考试培训 |

现代著名老中医名著重刊丛书
第七辑
清宫代茶饮精华

主　　编：陈可冀
出版发行：人民卫生出版社（中继线 010-59780011）
地　　址：北京市朝阳区潘家园南里 19 号
邮　　编：100021
E - mail：pmph @ pmph.com
购书热线：010-59787592　010-59787584　010-65264830
印　　刷：三河市宏达印刷有限公司
经　　销：新华书店
开　　本：850×1168　1/32　印张：7　插页：4
字　　数：140 千字
版　　次：2012 年 2 月第 1 版　　2024 年 12 月第 1 版第 10 次印刷
标准书号：ISBN 978-7-117-15238-9/R·15239
定　　价：23.00 元

打击盗版举报电话：010-59787491　E-mail：WQ @ pmph.com
（凡属印装质量问题请与本社市场营销中心联系退换）

出版说明

自 20 世纪 60 年代开始,我社先后组织出版了一些著名老中医经验整理著作,包括医案、医论、医话等。半个世纪过去了,这批著作对我国现代中医学术的发展发挥了积极的推动作用,整理出版著名老中医经验的重大意义正在日益彰显。这些著名老中医在我国近现代中医发展史上占有重要地位。他们当中的代表如秦伯未、施今墨、蒲辅周等著名医家,既熟通旧学,又勤修新知;既提倡继承传统中医,又不排斥西医诊疗技术的应用,在中医学发展过程中起到了承前启后的作用。他们的著作多成于他们的垂暮之年,有的甚至撰写于病榻之前。无论是亲自撰述,还是口传身授,或是由其弟子整理,都集中反映了他们毕生所学和临床经验之精华。诸位名老中医不吝秘术,广求传播,所秉承的正是力求为民除瘼的一片赤诚之心。诸位先贤治学严谨,厚积薄发,所述医案,辨证明晰,治必效验,具有很强的临床实用性,其中也不乏具有创造性的建树;医话著作则娓娓道来,深入浅出,是学习中医的难得佳作,为不可多得的传世之作。

由于原版书出版的时间已久,今已很难见到,部分著作甚至已成为中医读者的收藏珍品。为促进中医临床和中医学术水平的提高,我社决定将部分具有较大影响力的名医名著编为《现代著名老中医名著重刊丛书》并分辑出版,以飨读者。

第一辑　收录 13 种名著

《中医临证备要》　　　　　《施今墨临床经验集》

《蒲辅周医案》　　　　　　《蒲辅周医疗经验》

《岳美中论医集》　　　　　《岳美中医案集》

《郭士魁临床经验选集——杂病证治》

《钱伯煊妇科医案》　　　　《朱小南妇科经验选》

《赵心波儿科临床经验选编》《赵锡武医疗经验》

《朱仁康临床经验集——皮肤外科》

《张赞臣临床经验选编》

第二辑　收录 14 种名著

《中医入门》　　　　　　　《章太炎医论》

《冉雪峰医案》　　　　　　《菊人医话》

《赵炳南临床经验集》　　　《刘奉五妇科经验》

《关幼波临床经验选》　　　《女科证治》

《从病例谈辨证论治》　　　《读古医书随笔》

《金寿山医论选集》　　　　《刘寿山正骨经验》

《韦文贵眼科临床经验选》　《陆瘦燕针灸论著医案选》

第三辑　收录 20 种名著

《内经类证》　　　　　　　《金子久专辑》

《清代名医医案精华》　　　《陈良夫专辑》

《清代名医医话精华》　　　《杨志一医论医案集》

《中医对几种急性传染病的辨证论治》

《赵绍琴临证 400 法》　　　《潘澄濂医论集》

《叶熙春专辑》　　　　　　《范文甫专辑》

《临诊一得录》　　　　　　《妇科知要》

《中医儿科临床浅解》　　　《伤寒挈要》

《金匮要略简释》　　　　　《金匮要略浅述》

《温病纵横》　　　　　　　《临证会要》

《针灸临床经验辑要》

第四辑　收录 6 种名著

《辨证论治研究七讲》　　《中医学基本理论通俗讲话》

《黄帝内经素问运气七篇讲解》《温病条辨讲解》

《医学三字经浅说》　　　　《医学承启集》

第五辑　收录 19 种名著

《现代医案选》　　　　　　《泊庐医案》

《上海名医医案选粹》　　　《治验回忆录》

《内科纲要》　　　　　　　《六因条辨》

《马培之外科医案》　　　　《中医外科证治经验》

《金厚如儿科临床经验集》　《小儿诊法要义》

《妇科心得》　　　　　　　《妇科经验良方》

《沈绍九医话》　　　　　　《著园医话》

《医学特见记》　　　　　　《验方类编》

《应用验方》　　　　　　　《中国针灸学》

《金针秘传》

第六辑　收录 11 种名著

《温病浅谈》　　　　　　　《杂病原旨》

《孟河马培之医案论精要》　《东垣学说论文集》

《中医临床常用对药配伍》　《潜厂医话》

《中医膏方经验选》　　　　《医中百误歌浅说》

《中药炮制品古今演变评述》《赵文魁医案选》

《诸病源候论养生方导引法研究》

第七辑　收录 15 种名著

《伤寒论今释》　　　　　　《伤寒论类方汇参》

《金匮要略今释》　　　　　《杂病论方证捷咏》

《金匮篇解》　　　　　　　《中医实践经验录》

《罗元恺论医集》　　　　　《中药的配伍运用》

5

《中药临床生用与制用》　《针灸歌赋选解》
《清代宫廷医话》　　　　《清宫代茶饮精华》
《常见病验方选编》　　　《中医验方汇编第一辑》
《新编经验方》

第八辑　收录 11 种名著

《龚志贤临床经验集》　　《读书教学与临症》
《陆银华治伤经验》　　　《常见眼病针刺疗法》
《经外奇穴纂要》　　　　《风火痰瘀论》
《现代针灸医案选》　　　《小儿推拿学概要》
《正骨经验汇萃》　　　　《儿科针灸疗法》
《伤寒论针灸配穴选注》

　　这些名著大多于 20 世纪 60 年代前后至 90 年代初在我社出版,自发行以来一直受到广大读者的欢迎,其中多数品种的发行量达到数十万册,在中医界产生了很大的影响,对提高中医临床诊疗水平和促进中医事业发展起到了极大的推动作用。

　　为使读者能够原汁原味地阅读名老中医原著,我们在重刊时尽可能保持原书原貌,只对原著中有欠允当之处及疏漏等进行必要的修改。为不影响原书内容的准确性,避免因换算等造成的人为错误,对部分以往的药名、病名、医学术语、计量单位、现已淘汰的临床检测项目与方法等,均未改动,保留了原貌。对于原著中犀角、虎骨等现已禁止使用的药品,本次重刊也未予改动,希冀读者在临证时使用相应的代用品。

人民卫生出版社
2011 年 10 月

6

序

近十余年来,我们在整理研究清代宫廷原始医药档案中,注意到内廷御医颇乐于应用药茶以防治病患,此即宫中所谓之代茶饮也;其品类之多,应用范围之广,出乎我们之始料,可谓丰富多彩,很有探究之必要。

按药茶或代茶饮者,实即以药物或药物加茶叶,共煎或以开水冲泡以饮用者。始于唐,盛于宋;唐代名医孙思邈门人孟诜以《备急千金要方·食治》为依据,撰写扩展为《食疗本草》,载有"热毒下痢"、"腰痛难转"之药茶验方。王焘《外台秘要》更有在卷三十一载"代茶新饮方",详述药茶制法。宋代王怀隐《太平圣惠方》载药茶方凡8首。宋徽宗敕著之《圣济总录》更有治病后烦躁及小便不通等之药茶。宋代《养老奉亲书》之老人食养茶,元代《饮膳正要》之玉磨茶,明代《普济方》之葱豉茶、孙一奎《赤水玄珠》之槐茶、李时珍《本草纲目》之痰喘咳嗽茶,清代赵学敏《串雅内编》之代茶汤等,不一而足。众人共知者,有如午时茶、甘露茶、神曲茶、人参茶,以及灵芝茶等。居家常用者,如姜苏红糖茶、胖大海茶、槐花茶及荷叶茶等。今人更有所发展,如用于通便或减肥之决明子茶和番泻叶茶,予旅行欧美时,曾见洋人亦有习用之者。他如罗布麻茶、菊花茶,以及板蓝根茶等,也是很有市场的。

清宫的代茶饮品类甚多;值得注重者,如参莲饮、三

7

仙饮、安神代茶饮、和胃代茶饮、保元代茶饮、除湿代茶饮、银花扁豆代茶饮及菊花竹茹代茶饮等，均甚有特色。另有所谓仙药茶者，在我主编之《慈禧光绪医方选议》中曾有收载，我们在家兔食饵性或快速静脉输注高脂物质形成高脂血症时，观察到该方有较好的廓清脂质作用，胜于对照组很多，很令人鼓舞。

为了继承发扬传统代茶饮之应用经验，我们就清内廷原始医药档案中所见之者，予以系统整理出版，以飨读者，希望对于大家有一定之参考作用。是为序。

陈可冀

目录

第一章 中药代茶饮发展史

我国具有数千年悠久的文明历史,是世界的文明古国之一。茶技在民族传统文化中占有重要的一席之地。中药代茶饮,是中国医学累积的治疗保健智慧之一部分,对我们民族的健康与生活,有相当的贡献与影响。

中药代茶饮即药茶,又称茶剂,顾名思义,乃指用中草药与茶叶配用,或以中草药(单味或复方)代茶冲泡、煎煮、然后像喝茶一样饮用。组成药茶的药物主要有茶叶,一些气味芳香的植物以及一些冲泡或煎煮时有效成分易于溶出的轻灵药物,如一些花、叶以及质轻的根茎、果实的鲜品和干品。少数药茶的配方中含有动物药或矿物药。

中药代茶饮为我国的传统剂型,是在中医理、法、方、药理论原则指导下,依据辨证或辨证与辨病相结合对病情的判断,为防治疾病、病后调理或仅为养生保健而组方选药与茶叶(或不含茶叶)合制而成的剂型。谈到中药代茶饮的发展,离不开谈"茶"。茶,长期以来被视为具有多种功能的中药。茶叶之所以被人类利用了数千年,其药用价值是一个重要因素。

第一节 茶的药用起源及中华茶文化的形成

　　茶是世界上公认的三大饮料之一,茶叶是许多中药代茶饮中的重要组成成分。关于茶的起源,各家说法不一。有人认为,茶的发现始于神农,有人认为要更早些。我国古代对茶的称谓甚多,因时代、产地、用途、形态和采摘季节的不同而有槚、荼、荈、苦荼、苦槚、茗、荈、蔎等称法。其中最古老的名称为"槚"和"苦荼"。如《尔雅·释木》中就有"槚,苦荼"的记载,晋代郭璞注云:"今呼早采者为荼,晚取者为茗,一名荈,蜀人名之苦荼。"据考证,从唐代才多以"茶"为泛称,亦有以"茗"作为茶之概称者。正如唐·陆羽在《茶经》中所言:"其名有五,一荼、二槚、三蔎、四茗、五荈,而以槚为最古,今人通称为茶。"自此人们始以"茶"、"茗"为称,而不复用其它几个称谓。故而清·郝懿行的《尔雅义疏》谓:"今茶字古作荼……今则知茶不知荼也。"不过现在"荼"字仍流传于闽广一带。据考证,英文中的茶"tea"即是模仿"茶"字的读音而成的。

　　我国是发现茶树、用茶、制茶及栽培茶树最早之国度。据汉·司马迁《史记·周本纪》记载,周武王讨伐纣王时,参征之巴蜀等部落将茶叶作为贡品献上。此系目前可见之用茶的最早实例。从写自西周初年而成书于汉代之《尔雅》的记载可知,距今三千多年前西周开国以前人们就已对茶有了一定的认识。《诗经》中有"谁谓荼苦,其甘如荠"的诗句,有人认为句中的"荼"即茶。

西汉对茶有很多可靠的记载。西汉末年著名文学家扬雄所编撰的我国第一部收集方言的专门著作《方言》中述及"蜀西南人,谓茶曰蔎"。司马相如《凡将篇》中介绍了"荈诧"可以入药。而以西汉王褒的《僮约》对茶的记载为最多,其中有"武都买茶"、"烹茶尽具,酺已盖藏"的文字,此为烹茶买茶的较早记载。

中医对茶一向很重视,大多数的中医药著作中都有对茶的记载。《神农本草经》是我国现存最早的药学专著,对茶的功用,该书有着明确的记载:"茶,味苦,饮之使人益思,少卧,轻身,明目",并有"神农尝百草,一日遇七十二毒,得茶而解之"的故事,表明人类对茶的认识首先是它的药用价值。汉·张仲景以茶治便脓血甚效的验证,记述于《伤寒杂病论》中。三国时名医华佗在《食论》中曰:"苦茶久食,益意思",说明饮茶具有提神醒脑的作用。三国两晋时期,饮茶之风渐盛。东吴最后一个皇帝孙皓,每大宴群臣都强迫大臣喝酒,使之酩酊大醉借以为乐,大臣韦曜不会喝酒,孙皓便密赐"茶荈"以代酒饮之。从此以后,文人以茶待客渐成风气,可见,将茶作为饮料饮用远落后其药用。至晋代饮茶盛行,每逢喜庆佳节之时,人人都喜饮上一杯好茶,故诗人张益杨写出了"芳茶冠六情,溢味播九区"的名句。梁·陶弘景曰:"久喝茶可以轻身换骨。"尽管这种说法未免夸张,但说明茶的强身保健和延年益寿作用已广为流传。东方朔的《神异经》也载有"余姚人虞洪入山采茗"之语。此时期宗教兴盛,饮茶之风也普遍流传及各个大小寺庙,和尚假此以利清修,并开始种植茶树和讲究饮茶。以后,随着佛教的兴盛,饮茶也日益普遍,时人称之为"茶佛一味"。

　　唐代更是盛行饮茶。我国唐代的产茶区遍布江浙、华南、华中,同今之茶区大致相同。在长期饮茶实践中人们发现,茶可提高思维想象力,这无疑使之更受到文人学士的青睐,并以此为题材写下了许多优美的诗章。陆羽的《茶经》就是这个时期问世的作品。陆羽是在总结前人饮茶的基础上,结合自己饮茶的经验,编著了《茶经》三卷,详细地介绍了茶树的种植、茶的功用、饮茶的体会及有关茶的其它方面内容,比如茶的起源、特点、性状、品质、产地、采制、饮用方法及用具等,而且对泡茶用水,作了"其水用山水上,江水中,井水下"的说明,成为我国历史上第一部关于茶的专门著作。因此,陆羽被人们视为"茶神"。自此,"人自怀挟,到处煮饮,以此转相仿效,遂成风俗"。由此可见,《茶经》的问世与流传,对茶的知识的广泛传播及茶叶生产的发展,均起到了很大推动作用。另据《封氏见闻录》记载,唐代开元中,"城市多开店铺,煎茶卖之,不问道俗,投钱取饮"。可见,茶已成为当时普通百姓的日常饮料。此时茶也开始流传到塞外西北各地乃至西藏。由于少数民族素食腥膻,领略了茶的奇特风味,体会到茶有助消化油腻之功效后,更视之为生活中不可缺的饮料。由于这些少数民族聚居的地方不利于茶树的生长,于是便出现了历史上的"茶马互市",即由内地向少数民族地区输入茶叶以换取当地的马匹。从这方面而言,茶对增进汉族与少数民族人民的友好往来有一定的功绩。

　　也正是在唐代开元年间,我国的茶种、栽培技术和饮用知识开始传至日本、印度、阿拉伯、印尼、斯里兰卡、俄罗斯,再辗转传入近 50 个国家和地区,这对人类的生活和文化产生了重要的影响。茶也在中外医学的交流中起到了一定的作用。盛唐时期,朝廷命苏敬等编写的《唐本草》中云:"茶,味甘、苦,微寒,无毒,主瘘疮,利小便,去淡(痰)热渴,主下气,消宿食。"又云:"下气消食,作饮,加茱萸、葱、姜良。"陈藏器的《本草拾遗》中云:茶"破热气,除瘴气,利大小肠。"唐代义净在《内法传》里记述了他在印度常用中国方药苦参和著治热病患者的情形。因此,可以说茶和丝绸一样是联结东西方的文化大使,故国外有学者对茶给以高度评价:"茶……给予人类难以估量的贡献"。

至宋代前后,文人雅士重于品尝茗香,具有极高的鉴赏力,留下了许多脍炙人口的诗句。如北宋文坛领袖欧阳修曾赞誉:"龙山瑞草,日铸雪芽,两浙第一。"其中的日铸雪芽茶至今仍为茶中极品。王安石与苏东坡"视茶知水"的佳话更为后世传作美谈。另外,人们在饮茶之时,还穿插进行一些游戏活动,如效仿酒令一样进行茶令,玩"茶百戏"等。更重要的是,中国独特的茶文化,也渐趋形成。正是由于人们对"茶"的认识在不断加深,"茶"的药用价值逐渐得到利用,促进了中药代茶饮的发展。

第二节　中药代茶饮的发展过程

关于中药代茶饮(即药茶)的制作,有谓最早始于唐代。但据《广雅》记载,在西汉以前人们即在采摘茶叶后,将其做成茶饼,煮饮时先将茶饼烤成赤色,捣末置于瓷器内,加入沸水,外加葱、姜、橘为配料,这样制成的茶喝了可醒酒助神。这是目前所见到关于药茶作用的最早记载,可以说是中药代茶饮的萌芽时期。我们认为茶的药用起源为中药代茶饮的发展奠定了坚实的基础。晋·孙楚《出歌》"姜桂茶苑出巴蜀"可证,当时即有茶与姜、桂同作为茶饮之习俗。由此可见,后世药茶实滥觞于此。梁·陶弘景的《本草经集注》记载有"西阳、武昌、庐江、晋陵皆有好茗,饮之宜人,凡所饮物,有茗及木叶、天门冬苗、菝葜叶,皆宜人",此当系最早以别物代茶饮之记录。唐《备急千金要方》载药茶方十首,如"竹茹芦根茶"以竹茹、芦根、生姜配方,此方为不含茶叶之代茶饮方。《食疗本草》中亦有用药茶治疗"腰痛难转"、"热毒下痢"的记载。唐代著名医学家王焘著的《外台秘要》在第三十一卷载有"代茶新饮方"一节,详细记述了药茶的制作、使用方法和主治疾病。如:用"黄芪、通草各二斤,茯苓、干姜、干葛各一斤,桑根白皮一斤,鼠粘根三斤,生干地黄、枸杞根、忍冬、薏苡仁各十两,菝葜八两,麦门冬、姜蘼各五两。(编者注:此为古方,剂量遵循原作。一斤为十六两,一两为十钱。)上十四味,并拣择……各各别捣,以马尾箩筛之,搅拌令匀调,重筛,务令相入,不令偏,并别取黄白楮皮根相兼细切,煮取浓汁,和溲,令硬软得所,更于臼中捣。别作一竹卷子,围阔二寸半,厚二分以下,临时斟量大小厚薄作之。此亦无定,众人依摸捻成饼子,中心穿孔,曝干。百余饼为一穿。即以葛蔓为绳贯之,竹作篾亦得,挂之通风阴处妙。若须煮用,以炭火上炙令香熟,勿令焦，臼中捣末，任随时取足，煎以代茶。大都浓薄量之，着少盐煮之，频扬之即滑美，着盐橘皮、荜菝亦佳。除风破气，理丹石，补腰脚，聪耳明目，坚肌长肉，缓筋骨，通腠理，头脑闭闷，眼睛疼痛，心虚脚弱，不能行步，其效不可言。……患消中、消渴尤验。"开创了药茶制作的先河。因此说中医代茶发展的初始阶段在唐代。自此以后药茶新方大量涌现，无论是朝廷敕撰之大型方书，抑或是野史小说、民间集验和记述宫廷的饮食谱，药茶妙方撷拾可见。有"药王"之称的孙思邈，积有80多年的丰富医疗经验，编著了《备急千金要方》和《千金翼方》，在"食治"节中对茶有"令人有力，悦志"的评价，还有"治卒头痛如破，非中冷又非中风，是痛是膈中痰，厥气上冲所致，名为厥头痛，吐之即瘥，单煮茗作饮二三升许，适冷暖，饮二升；须臾即吐，吐毕又饮，如此数过，剧者须吐胆乃止，不损人而渴则瘥"的记载。

7

　　迄至宋元时代，中药代茶饮的运用亦有了较大发展，人们在应用药茶防病治病的过程中，积累了极为宝贵的药茶方。由官方编纂出版的《太平圣惠方》、《圣济总录》对民间的中药代茶饮效方，作了广收博采。《太平圣惠方》中载有药茶方8首。如"葱豉茶，治伤寒头痛壮热"，"薄荷茶，治伤寒鼻塞头痛烦躁"，"石膏茶，治伤寒头痛烦热"。《圣济总录》一书又为中药代茶饮增添了不少新的内容，如"海金沙散，用海金沙一两，腊茶半两，治小便不通，脐下满闷"。还有"治血痢，盐水梅一枚，合腊茶加醋泡3天，服之"以及"硫磺茶，治宿滞冷气，及止泻痢"的记载。可见，中药代茶饮的原料，取材十分广泛。中药代茶饮发展至此,以其独特的防病治病作用为人们广为接受,不仅深受大众的喜爱,而且也得到宫廷王室的青睐,这是中药代茶饮蓬勃发展的阶段。元朝饮膳太医忽思慧著有《饮膳正要》一书,其中就有中药代茶饮的内容。该书明确指出:"凡诸茶,味甘苦微寒,无毒,去痰热,止渴,利小便,消食下气,清神少睡。"特别值得指出的是元代著名医家邹铉在宋朝陈直《养老奉亲书》的基础上,又博采众方,广收兼蓄,著述了老年医学专著《寿亲养老新书》。其中收载了一些防治老年病的药茶,如"食治老人热风下血,明目益气,除邪治齿疼,利脏腑顺气,槐茶方。……每日煎如茶法,服之恒益,除风尤佳"。又"食治老人风冷痹,筋脉缓急,苍耳茶方。苍耳子二升,熟杵为末。上每日煎服之代茶,常服,极治风热明目"。除上述外,还有试茶和香茶、柏汤茶、干荔枝茶的制作。《汤液本草》中亦云茶有"清头目,兼治中风昏愦,多睡不醒"的功效。吴端著《日用本草》中亦有茶"炒煎饮,治热毒赤白痢,同芎劳葱白煎饮,止头痛"的记载。

明代初年,由周定王朱橚等人编修的大型方书《普济方》在食治门中专辟"药茶"一篇,收载了药茶方8首,并阐述了适应证和饮用方法,标志着中药代茶饮发展趋于成熟。此外,韩懋著《韩氏医通》中首次记载了延缓衰老的"八仙茶"方。方中所用粳米、黄粟米、黄豆、赤小豆、绿豆、细茶、芝麻、胡桃、南枣诸品,皆为食疗中佳品,配伍精当,立意周匝,既可和胃健脾益肝肾,又有芳香甘美悦人之气味,实堪师法。明·孙一奎所著《赤水玄珠》中有"风热上攻,头目昏痛,及头风热痛不可忍。片芩二两(酒拌炒三次,不可令焦),小川芎一两,细芽茶三钱,白芷五钱,薄荷三钱,荆芥穗四钱,……上为细末,每服二三钱,用茶清调下"的记载。在《永乐大典医药集》中亦有五加代茶饮的记载。明代著名医学家李时珍所著的被西方人誉为中国古代百科全书的《本草纲目》中论茶曰:"苦甘微寒,无毒。主治痔漏,利小便,去痰热,心渴……下气消食",对茶叶的药性、药用阐述极详,其中记载了不少药茶良方。如治疗血尿的茅根茶、治疗小便不通的萱草根茶等,并对药茶的功用作了全面的论述。养生学专著《遵生八笺》中的"饮馔服食笺"卷中对茶品、采茶、藏茶、煎茶、试茶、茶具等均作了详细叙述,并对花茶的制作有独到之论述,其中也收载了一些药茶方,并说:"人固不可一日无茶,然或有忌而不饮,每食已,辄以浓茶漱口,烦腻顿去而脾胃自清,凡肉之在齿间者,得茶漱涤之,乃尽消缩,不觉脱去,不烦剌挑也。"顾元庆所著《茶谱》一书中有用鲜花药草制茶的记载,如"木樨、茉莉、玫瑰、蔷薇、兰蕙、橘花、栀子、木香、梅花皆可作茶。诸花开时,摘其半含半放,蕊之香气全者,量其茶叶多少,摘花为茶",并有"人饮其茶,能止渴,消食除痰,少睡,利尿道,明目益思,除烦去腻"之说。

到了清代,载有药茶方的著作日益增多,不胜枚举,是中药代茶饮进一步发展完善成熟的时期。如张璐的《本经逢原》、王士雄的《随息居饮食谱》、陆廷灿的《续茶经》、黄宫绣的《本草求真》、刘源长的《茶史》等书均有中药代茶饮方的记载,其中当属沈金鳌的《沈氏尊生书》中记载的根据温病学家叶天士药茶方改订制成的"天中茶"

最为著名,迄今一直应用于临床,备受推崇。此外还有费伯雄的《食鉴本草》、赵学敏的《本草纲目拾遗》,书中备录中药代茶饮方多首,如五合茶、川椒茶、槐茶、柏茶、红花茶、角刺茶、栾茶等。这些书籍为研究和整理中药代茶饮提供了十分宝贵的资料。

中药代茶饮,在清朝宫廷中也备受推崇,药茶疗疾保健,成为王公贵族乐于接受的方法。对清宫医案的整理和研究结果表明,清宫中药代茶饮方的特点是在中医辨证论治理论指导下选用中药代茶饮方,使得中药代茶饮方更加切中病证,从而获得了较好的疗效。如清热茶方中,有清热理气茶、清热化湿茶、清热养阴茶、清热止咳茶等。

根据清宫医案整理编著的《慈禧光绪医方选议》一书,收载了中药代茶饮方20余首,比如光绪皇帝用的"和脾代茶饮",治疗脾胃虚弱,食少便溏,腹中疼痛;慈禧太后用"清热代茶饮"治疗肺胃热盛所致之咽喉肿疼,痰涎壅盛等证;用"加味午时茶"治疗食积气滞之证。可见清宫对中药代茶饮应用的重视程度,同时也说明中药代茶饮确有疗效。所以说清宫中药代茶饮是中医辨证论治理论的具体体现,同时也是中医治疗方法丰富多样性的体现。因此,对清宫中药代茶饮的深入研究,有助于我们进一步阐明中药代茶饮理论,更好地挖掘中药代茶饮效方,使之服务于人类。

现代,中药代茶饮的医疗保健作用,日益受到人们和更多医家的关注。第一部《药典》(1963年版)附录中登载了药茶的一般制法和要求,为药茶的发掘起到了有益的促进作用。《中医大辞典·方剂分册》及多种方剂专著和民间单验方集,各种医学报刊杂志,均刊载了数量可观的药茶方。许多医院和药店也推出了不少药茶成品,如清解泡剂、午时茶、天中茶、建曲茶、甘露茶、感冒茶、减肥茶、戒烟茶,不一而足。这些都为药茶的发掘、整理及临床应用奠定了良好的基础。近年来,新出版的著作收集了若干有效药茶方,并对中药代茶饮有关问题进行了有益的探讨,这些均为药茶的学术研究、临床应用和普及推广起到了一定的推动作用。

在国外,药茶的应用已经日趋广泛,出现了袋泡茶、香料茶、速溶茶、冰茶、混合饮料茶、中药茶等,均受到广大患者及医药卫生工作者的高度评价。药茶在人们生活中有力地发挥了医疗保健作用,而现代科技的发展也必将赋予药茶以更强有力的生命和时代性,这一有助人民保健医疗的奇葩必将在未来结出更丰盛的硕果。

随着世界性的"中医药热"的兴起,发掘和整理"中药代茶饮",使这一古老而又独特的医疗方法重放光彩,为人类的卫生保健、疾病防治、延年益寿服务,是我们广大医务工作者义不容辞的责任。

第二章　中药代茶饮的特点及应用范围

第一节　中药代茶饮的特点

中药代茶饮是中医治病调理、强身益寿的特殊中药剂型，在医疗保健事业中发挥了重大作用。概而言之，它有以下五个方面优越之处。

一、饮服方便，易于调理

中药代茶饮既可据病情需要辨证组方、随症加减，又能按药物的性能特点等选择恰当的使用方法，或煎、或泡，或将粉碎好的药物按先后顺序逐味煎泡或同时煎泡，程序简单，调配方便，针对性强，灵活度大。它既保持了中医汤剂辨证论治加减灵活、疗效显著的特色，又克服了汤剂煎煮烦琐、携带不便等缺点，与现代生活节奏加快的发展趋势相适应。

因茶剂便于储存，易于携带，可随时多次饮用，且吸收完全，故可备特殊情况或某些急症时用，具有良好的辅助治疗作用。克服了一般中成药功缓力弱，不能适应急症救治需要的不足，因而受到人们普遍欢迎。

12

二、药效充分，疗效显著

中药材经粉碎成粗末或切制成细丝、小段，表面积增大，与溶媒接触面增加，使药物的有效成分能够充分溶出。组成药茶的药物主要是一些花、叶及质轻的根、茎、果实、种子等轻灵药物，其有效成分经煎泡后易于溶出。实验证明：这些药物经粉碎后的药液浓度，较未粉碎药材浸出液的药物浓度高得多。一般而言，药物粉碎得越细，其表面积越大，与溶媒接触面越大，越有利于药物有效成分的浸出，从而提高疗效。

此外，将中药以沸水冲泡或稍加煎煮后饮用，避免了汤剂因加工、久煎久煮造成的某些药物，尤其是芳香类药物有效成分的损失，有利于保持药效，使药物作用能够充分发挥。实验表明：当药液温度在 30～40℃ 时，药物所含酶活性很强，药物的有效成分，尤其是甙类成分在酶的作用下易发生分解，会导致有效成分含量降低，影响疗效。而以沸水冲泡药物，可将其中的酶迅速降解灭活，避免了有效成分的分解破坏。

对于阿胶、鹿角胶、饴糖等不耐高温的胶类药物及薄荷、藿香、香薷、青蒿、金银花等芳香类含挥发油多的药物，用做药茶尤为相宜。因胶质类药入煎剂易粘锅煮焦，且粘附他药，影响药物成分溶出。富含挥发油的药物，在煎煮过程中，其挥发性成分易随水蒸气一同挥发损耗，且沸点越低的挥发油，损失越多。现代研究证实：解表药多含有挥发油，常温下即可挥发，更易随水蒸气挥发，故不宜久煎。用作药茶则避免了因久煎使其有效成分损耗，

13

从而使药物作用得以充分发挥,提高疗效。

三、轻灵精巧,甘淡平和

　　从药物组成而言,代茶饮组方除注重辨证及配伍严谨外,其突出特点为选药精当,用药味少,常仅数味,少有汇集数十味之杂方;用药量轻,大抵以二三钱者居多,鲜见有每味近两者。较之于汤剂,代茶饮能节省药源。如《本草纲目》所载"僵蚕良姜茶"具有祛风止痛作用,善治头风。方中仅白僵蚕、高良姜两味,等分为末,每服一钱,即3克。而入汤剂,其常用量为20克。采用茶剂,每日即可节约用药17克。由此可见,用中药代茶饮法所节省的药材的用量是相当可观的。

　　从药物性质来看,代茶饮所用之药药性平和,无伤胃之虞,且味多甘淡,或为微苦微寒之品,既有除疾调理之功,又无味苦难咽之弊,良药不甚苦口,对小儿患者尤为适宜,可解决其服药困难问题。如《本草纲目》中"桑蜜茶"系将桑叶逐片染生蜜,阴干后水煎代茶饮服,以治小儿渴疾。方中桑叶甘寒清润,伍以生蜜甘平,共奏清肺润燥之效,且甘润可口,易为小儿接受,为治小儿夏季热口渴较甚之良方。

　　从药物功用而言,代茶饮所用中药,多为具有解表、清热、止嗽、除湿、和胃、消导、通便、祛暑、安神、补益等作用之品,善治外感风寒、外感风热、痰湿犯肺、湿热内蕴、食积不化、肠燥津枯、暑热伤津、心神不宁、气血两虚所致诸症;少用催吐、峻下之品,因其性猛力宏,若施用不当,易于损伤正气,招致不虞;一般不用剧毒祛邪药物,因这

14

类药品常能克伐脏腑,损伤元气,引起中毒,甚至造成生命危险。

四、长期服用,缓缓调治

中药代茶饮用量轻,宜频服,且药性平和,无损胃气,故可长期坚持服用,缓图其效,以和脏腑,尤其适于慢性病的治疗及对机体机能的调整。慢性病患者,若施以汤剂,虽疗效显著,但煎煮汤药,烦琐不便;加之味多量大,增加胃肠负担,易致反胃、腹胀,使长期服用具有一定困难。而一般的丸、散、膏、丹虽适于长期服用,但毕竟作用过缓。若据病情选用针对性药茶,不仅方便显效,且不伤胃气,常服频饮,对慢性病之调治颇为相宜。

对许多病证,长期服用药茶,可使药物的有效成分在体内达到量化标准,致使药效更加巩固,作用更为持久。如患泌尿系结石病人,持续多次服用药茶后,能保持泌尿道中的药物浓度;同时,可稀释尿液,清洁尿路,加大对尿路结石的冲刷力,从而有利于结石的缩小与排出。

五、有病治病,无病调理

中药代茶饮用药平和,可以调和脏腑阴阳、气血盛衰,频频饮服,既可疗疾,又有调理之效。尤其对病后之调理,体力之恢复,大有裨益。平时常服一些补益茶剂,则有养生保健,延年益寿作用。如"龙眼茶"出自民间验方,即将龙眼肉隔水蒸熟后,以沸水冲泡,代茶饮用,有补心脾,益气血,安神志之功效,善治心脾两虚,气血不足所致心悸、失眠、健忘诸症。因其味甘性温,不滋腻,又无壅

15

气之弊,故为补益性老年保健良药及食品。无病常饮,健脾开胃以固后天之本;益血安神以补虚增智,有助于延缓衰老,益寿增龄。

总之,中药代茶饮以祛邪治病,防病保健为宗旨,具有方便、灵活、有效、节约、针对性强、适应性广等优点。它既保持了汤剂作用显著的特色,又克服了汤剂制作烦杂、浪费药材的不足;与中成药一样,它宜于长期服用,但较中成药功力更为强盛。当然,中药代茶饮亦有不足之处,它不是万能的,并不能医治一切疾病。因其作用较为温和,故对于急性病,仅能作为辅助手段,这是代茶饮的一大局限,尚有待于改进提高。

第二节 中药代茶饮的应用范围

中药代茶饮的使用历史悠久,应用范围甚为广泛,可将其概括为防治疾病、病后调理及养生保健三方面。

一、防治疾病

中药代茶饮使用方便,作用持久,且无呆滞中焦脾胃之弊端,适于长期饮服,故可作为轻症或慢性病的主要治疗方法;亦可用作病情较重者或急性病之辅助治疗手段;除治病外,代茶饮法尚可用于防疫及预防中暑等。对此,历代医药学家积累了丰富的经验,在所著之医药著作中多有论述,载方颇多。许多民间集验亦收载了防治内、外、妇、儿等各科疾病的茶疗妙方,从而使中药代茶饮的内容极为丰富多彩。

（一）防治内科病

内科病有外感病与内伤病之分。外感病主要指伤寒、风温、暑温、湿温等热性病。而据脏腑辨证分类，内伤病又可分为肺、心、脾胃、肝胆、肾等系疾病。其所属病证繁多，其中多数均可用代茶饮法治疗。古代与现代医书所载防治内科病之茶方不胜枚举，兹谨举例以明之。

感冒为感受风邪所致常见外感病，属肺系病证。《太平圣惠方》中"葱豉茶方"由葱白、豆豉、荆芥、薄荷、栀子、石膏、紫笋茶末组成，水煎代茶，不拘时温服，具有解表散寒、兼清里热作用，善治外感风寒入里化热所致壮热头痛诸症。方中葱白辛温通阳，伍以荆芥，并奏解表散寒之功；豆豉既助上药以解表，又合薄荷、栀子、石膏而清热。共为茶剂，取用便捷，可迅速饮服，防病传变。

惊悸每因情志波动引发，为心系最为常见的一种病证，常与失眠、健忘等同时并见。清宫医疗档案所载"安神代茶饮"为治惊悸常用茶方之一。方中仅有龙齿、石菖蒲两味，水煎代茶，药味少且用量轻，符合茶饮原则。清宫皇室多用此茶作为养心安神之良方。

呃逆为脾胃系较为常见的一种病证，总由胃气上逆动膈所致。《备急千金要方》中"竹茹芦根茶"采用竹茹、芦根、生姜水煎代茶饮用，为治呃逆著名茶方。方中竹茹清热生津，和胃止呕，《本经逢原》谓其"专清胃腑之热，为虚烦烦渴、胃虚呕逆之要药"；芦根清胃除烦止呕；佐以"呕家圣药"生姜，则平呃之力尤盛。合观方制，实为清热除烦，生津止呃之剂。代茶频频饮服，便于维持药效，对胃热及病后之呃逆最为适宜。

眩晕为肝胆系较为常见的病证之一。对于肝胃有火所致眩晕，可用清宫医疗档案所载清热理气代茶饮治疗。方由甘菊、霜桑叶、橘红、鲜芦根、建曲、炒枳壳、羚羊角、炒谷芽组成，水煎代茶。全方法度严密，丝丝入扣，清热以头目上焦为主，理气以中焦脾胃为要，代茶频饮，旨在缓图。

泄泻虽以脾虚湿胜为发病的重要因素，但肾虚泄泻亦于临床常见，故也可将其列入肾系病证范围。"硫黄茶"出自《太平圣惠方》，方用硫黄、诃子皮、紫笋茶，共以水煎，代茶温饮，为专治肾阳衰微，下元虚冷所致五更泄泻之茶方。其中硫黄内服，有温肾壮阳之功效，伍以诃子皮涩肠止泻，两药相配，温阳涩肠之力相得益彰。代茶饮服，作用平和，安全有效。

痢疾为大肠系常见病证之一，因感受时邪及饮食不节所致。《普济方》中"连梅止痢茶"即以胡黄连、乌梅肉、灶下土共研细末，加腊茶煎汤温服，具有清热利湿，涩肠止痢之功用，方中胡黄连为治湿热下痢之要药。《本草正义》云："胡黄连之用，悉与川连同功，惟……沉降之性尤速，故清导下焦湿热，其力愈专，其效较川连为捷。"乌梅肉、灶下土俱为涩肠止泻之品，既制胡黄连过速之沉降，又于清泻之中寓以收敛。共为茶剂，祛邪而不伤正，为治热痢及久痢不止之有效良方。

淋证以尿频疼痛为特征，为膀胱系常见病证。《本草图经》谓：生姜、甘草煎汤调服海金沙、蜡面茶，善治小便不通，脐下满闷之症。方中海金沙清热利湿，功专利尿通淋止痛，为治淋证尿道作痛之要药；蜡面茶下气利尿，散结除满；另以姜、草温中和中，助脾运湿，合为清热通淋之剂，为治淋证简便的茶方。

瘟疫指传染性强，流行性广，传变迅速，病情重笃的一类疾病，死亡率较高，本病以预防为主。中药代茶饮服用方便，宜于反复频饮，用于防疫具有一定积极意义。于瘟疫流行季节，酌情选用适宜的中药茶方，常可预防瘟疫发生。如验方"板蓝根茶"由板蓝根、大青叶、野菊花、金银花四味组成，沸水冲泡，代茶频饮，清热解毒功专力大，为预防瘟疫首选茶方。

中暑为夏季特有疾病，系感受暑热之邪所致。饮用清凉饮料类药茶，对本病具有未病先防及治轻防重之作用。著名老中医耿鉴庭先生于《瀚海颐生十二茶》一书中载：金银花、益元散、绿豆衣、薄荷水煎代茶，可防治中暑。方中金银花清热解毒祛暑；绿豆衣为生津利尿消暑除烦之药物与食品；益元散方出《宣明论方》，以清暑利湿见长；加薄荷辛凉疏散，助其清暑之力。共为茶剂，清热解暑，且甘凉爽口，可作夏季防暑降温饮料。

（二）防治外科病

中医外科历史悠久，内容丰富，历代著作浩如烟海，其病名繁多而不统一，主要包括疮疡类、皮肤病类、肛门病类、肿瘤类疾病。以中药代茶饮方式防治外科病亦可获得一定疗效。

疮疡泛指一切体表外科疾患，以局部红肿热痛为特征。《实用中医外科学》收载：鲜马齿苋水煎代茶，不拘时饮服，具有清热解毒，凉血止血，散瘀消肿作用，为治痈疽疗疖便验茶方。

瘾疹是一种过敏性皮肤疾患，主要因食用鱼、虾、蟹、药物等引发。民间有抗敏验方，即取乌梅、防风、柴胡、五味子、生甘草水煎代茶饮服，善治风热蕴结、湿毒内郁所致瘾疹。方中防风辛甘性缓，为治风通用之药，长于祛周身之风；合柴胡发表和里，宣畅气血。药理实验证实：乌梅、五味子、生甘草均有抗过敏作用。诸药合为散风清热止痒之剂，配作茶剂，操作简便，对过敏性皮肤病有一定疗效。

痔疮属肛门常见病证，以便血为特征，《食医心镜》载：嫩槐叶蒸熟晒干后沸水冲泡，代茶饮服，善治肠风痔疮下血。槐叶入肺走大肠，以清热凉血止血见长，方中药仅一味，符合茶剂特色，堪称大肠火盛，湿热郁结所致痔疮下血之简便茶疗方。

脱肛总由气虚下陷，无以摄纳所致。"升麻蜜根茶"为民间用于治疗脱肛之验方，方以升麻、棉花根、仙鹤草、当归、黄芪组成，水煎代茶，善治气虚之脱肛。方用黄芪益气升阳，伍以升麻、棉花根则升举之力尤著。代茶频饮，缓图其效，气陷得升，则脱肛可愈。

瘿瘤以颈前喉结两旁结块肿大为特征，预后大多良好。有验方取海藻、紫菜、昆布、龙须菜水煎代茶，以消瘿散结。方中诸药俱为咸寒之品，功善软坚散结，清热化痰。合为茶剂，渐消缓散，为治瘿瘤之特效良方。

癌症是当今世界严重危害人民健康，死亡率较高的疾病之一，临床多采用手术加化疗、放疗法治疗，若能配合适当的药茶疗法，则可减轻上述疗法的副作用，提高疗效。抗癌茶方多出自民间验方，如茵陈、白花蛇舌草、绿茶、甘草水煎代茶频饮，共奏清热解毒，利湿抗癌之效，制为茶剂，作用和缓，可作为肝癌之辅助疗法。

（三）防治妇科病

妇人之病不离经带胎产。对于妇科疾病的防治，民间集验收载之代茶饮方颇多。如煮白茅根浓茶后加红糖代茶饮服，可治月经先期，经量过多之症。方中白茅根清热凉血止血；合妇人经产习用之品红糖，甘温缓中，补气活血，使血止而无留瘀之弊。常饮此茶，缓缓调理，则崩漏可止。又如将当归、川芎、益母草水煎代茶饮服，取其活血养血，调经止痛之功效，善治经期错后，经量过少，经行腹痛之症。因月经紊乱非一日可调，故用茶剂，旨在缓图。再如取石榴皮水煎代茶饮服，取其酸涩收敛，温肾固脉之功用，治疗脾肾虚弱带下症常有良效。

胎动不安为妇人孕期常见之病，《太平圣惠方》中"糯米黄芪饮茶"由糯米、黄芪、川芎组成，具有调气血安胎之功用，善治气血不和，胎动不安之症。代茶温饮，作用平和，安全有效，被誉为安胎佳品，当不为过。

哺乳期母亲退乳断奶，临床多选用麦芽，对此，清宫医疗档案中有较为详细的描述。宫中皇后妃子产后均不哺乳，遂以回乳代茶饮（生、熟麦芽水煎代茶）进行回奶，取其健脾开胃，理气消胀，回乳之功效，为回乳退奶之特效茶方。

（四）防治儿科病

由于小儿服药常有困难，中药代茶疗疾而不甚苦口，易为小儿接受,故用代茶饮法防治儿科常见病优势尤为突出。

水痘为儿科四大要证之一,因外感时邪,内有湿热蕴郁所致。清宫医疗档案记载:道光十一年十二月,年仅一岁的六公主因内有蕴热,外受风凉而面发水痘,御医议用"疏解代茶饮"(薄荷、桔梗、荆芥、甘草)疏风解表透疹,祛邪外出。因六公主年少畏药,故以代茶饮方式给药。

疳证亦属儿科四大要证之一,因与积滞有密切关系,故有"疳积"及"积为疳之母"之说。脾胃失调是形成疳证的主要原因,治当时时顾护脾胃。有验方为山楂、麦芽、莱菔子、大黄经沸水冲泡后代茶饮服,以消食化积,兼养脾胃。制为茶剂,符合儿童特点,且作用温和,消积不伤正气,积滞去则疳可除。

小儿夏季热为婴幼儿时期的一种特有疾病,治以祛暑清热为主,佐以益气生津之品。有验方即金银花、香薷、杏仁、淡竹叶、绿茶以沸水冲泡,代茶饮服。方中金银花、香薷、淡竹叶清暑热,止烦渴,佐苦降之杏仁以制香薷之辛温气升。因药液芳香甜润,易于小儿频频饮服。

小儿遗尿多因肾气不足,下焦虚寒及脾肺气虚,膀胱失约所致。《本草纲目》云:乌药嫩叶炙碾,煎饮代茶,可止小便滑数。取其温中散下焦虚寒之功用,为治小儿遗尿之简便茶方。

(五) 防治五官科疾病

人之五官指眼、耳、鼻、咽喉、口腔。以代茶饮法防治五官科常见病证,亦颇多效验。

视力减退为眼科常见症状之一，以明目中药代茶频饮，不仅饮服方便，而且作用持久，因而深受欢迎。《瀚海颐生十二茶》载：枸杞子、菊花、霜桑叶、谷精草水煎代茶，善治肝肾阴虚所致视力减退。方中诸药俱为明目之品，兼养肝肾，合为茶剂，易于长期服用。

耳部疾患常可引起听力下降，多因肝胆热盛，上攻耳窍所致，当以清泄肝胆湿热为治疗原则。清宫医疗档案记载：慈禧太后曾患右耳堵闷之症，御医艾世新议用"平肝清热代茶饮"（龙胆草、醋柴胡、川芎、甘菊、次生地）清泻肝胆实火为主，兼养阴血，代茶频饮，清中有养，泻中有补，肝胆之火得清，则耳窍通畅。

鼻渊是一种常见的鼻部疾患，因热邪壅滞鼻窍所致。有验方为苍耳子、辛夷、白芷、薄荷、葱白、茶叶以沸水冲泡代茶频饮，取其散风清热燥湿、芳香通窍之功效，善治风热犯肺所致鼻渊。

咽痛是咽喉部常见症状之一，以代茶饮法治疗，具有局部用药优势。据清宫医疗档案记载：慈禧太后曾因肝肾有火，肺经感有风热，导致上腭咽喉作痛，御医姚宝生议用"清热代茶饮"（鲜青果、鲜芦根）清泄肺胃之热，生津利咽。代茶频饮，使药液慢慢湿润于咽部，再缓缓下咽，有助于在咽部产生药效，且作用较为持久。

口腔溃疡为口腔科常见病。《救生苦海》谓：茶树根煎汤代茶，不时饮，可治口烂。茶树根苦寒略涩，清热降火，去滞腻为胜，药理实验证明其有消炎作用。代茶频饮，可发挥局部用药优势，故治口烂、齿痛当有效验。

上文所述，仅为中药代茶饮在各科疾病防治中的方

23

例举隅。总之,代茶饮法可广泛用于防治各科疾病,各种病证,男女老少皆宜,治疗效果可靠。

二、病后调理

代茶饮用药较为平和,常通过调和之法使脏腑阴阳气血盛衰趋于正常,故用于疾病之善后调理颇为相宜。

(一) 扶正祛邪

祛邪之剂易伤正气,故虽患实证,不可攻伐太过,须中病即止。为使病邪尽去,可于克伐之后,选用药性温和、祛邪兼有扶正作用的药物代茶饮服,缓图其效,以和脏腑,达到使疾病痊愈之目的。如《医学衷中参西录》载:一妇人因经闭日久积成癥瘕,渐成虚劳,经用生黄芪、山药、三棱、莪术等益气健脾,活血破血之品治疗后,虚劳愈,癥瘕消。但因病积太久,恐邪除未尽,遂以山楂片水煎冲红蔗糖代茶饮服,以善其后。山楂酸甘微温,消食而不伤脾,散瘀而不破血,作用和缓,祛邪不伤正气;合红蔗糖益气活血。代茶频饮,渐消缓散,为病后调摄服饵之方。

(二) 调养胃气

疾病后期以茶疗方调理,在清代宫廷中应用较多,可谓一大特色。纵观清宫医疗档案,疾病向愈之后,常注意调养胃气,频频饮服和胃代茶饮,作为善后调理,以收全功,宗中医以胃气为本之旨。因胃为"水谷之海",胃气强弱不仅直接关系到脾对水谷精微的运化,且对其它脏腑的功能活动也有重要影响,《中藏经》所云"胃气壮,五脏六腑皆壮",足以表明胃气之重要性。据清宫医案记载:道光年间,孝慎成皇后曾患内停饮热,外受风凉之症,表里俱病。经解表清里后,诸症渐好,惟余热不净,胃气欠和,御医赵永年等遂议用清热和胃代茶饮(竹茹、麦冬、小生地、花粉、赤苓、神曲、焦楂、谷芽、灯心水煎代茶)以善其后。全方既清余热,又和胃气,药性平和,且以代茶饮方式服用,作用温和,诚为良好之辅助善后茶方。

(三) 补益元气

人至暮年,肾气渐衰,而患病之后更伤元气,故老年人病愈之初有必要酌情选用具有补益元气作用的药茶,如人参茶、首乌茶等,代茶频饮,缓缓调理,帮助恢复元气,使体内元气动则生阳而肾火旺,静则生阴而真水潮,促进精神体力复原,亦为善后调理之法。

三、养生保健,延年益寿

人之衰老为一慢性过程,以出现耳目失聪、行动迟缓、须发早白、肌肤枯皱、记忆减退等为特征,多因五脏气血虚损所致。故抗衰老多重补益,以补气血、补五脏为前提。因肾为先天之本,脾为后天之本,因而补肾健脾尤为重要。中药代茶作用温和,疗效持久,便于长期服用,为中医众多养生保健、抗衰老方法之一。平时经常对症选用保健药茶,补益五脏,调和气血,对于延缓衰老,健身长寿大有裨益。

具有保健性质的中药代茶饮主要适于五脏与气血虚

损之证,具体包括:

脾虚:以纳呆腹胀,四肢乏力为主症。脾阳虚者,兼见脘冷喜温,大便溏薄。脾阴虚者,兼见口干便燥。

肾虚:以腰膝酸软,耳鸣健忘,须发早白为主症。肾阳虚者,兼见五更泄泻,肢冷阳痿;肾阴虚者,兼见口干咽燥,虚烦不寐。

心虚:以心悸失眠,记忆减退为主症。

肝虚:以行动迟缓,目暗不明为主症。

肺虚:以易于感冒,气短咳喘为主症。

气虚:以少气懒言,语声低微,自汗乏力,动则气喘为主症。

血虚:以头晕目眩,面色苍白,唇舌爪甲色淡无华为主症。

使用时须据病情辨证选取针对性药茶,并坚持服用,以达到补虚扶正,益寿退龄目的。若多脏均有虚损,当予兼顾。如《外台秘要》所载"消渴茶"由黄芪、通草、茯苓、干姜、干葛、桑根白皮、鼠黏根、生干地黄、枸杞根、忍冬、薏苡仁、菝葜、麦冬、萎蕤组成,水煎代茶饮服,功善补腰脚,缓筋骨,生肌长肉,聪耳明目,具有多方面的补益作用。方中黄芪甘温,益气升阳;生地、麦冬、玉竹甘润,滋阴养血;枸杞滋补肝肾,益精明目;茯苓、苡仁健脾利湿。诸药合用,扶阳存阴,气血双补,肝肾脾胃兼顾。四肢肌肉得脾胃所运化水谷精微之充养而坚满,腰脚筋骨得肝肾精血之濡润而强壮。常服久饮,可减轻耳目失聪、行动迟缓等衰老症状,具有一定的强体健身作用。

尚须指出,容颜不华为衰老表现之一,抗皱美容旨在延缓肌肤衰老,亦有一定保健意义。慈禧身边的女官德龄于《御香缥缈录》中记载:慈禧太后直至老年,面部以至周身皮肤仍细腻红润,这与她平时注意养生美容,尤其是常服珍珠茶有关。西太后每隔十日即以沸水冲泡茶叶,取茶汁送服研成极细粉之珍珠频饮,长期服用,旨在润泽肌肤,美容抗衰。现代研究表明:珍珠、茶叶中均含有多种氨基酸与微量元素等人体所需营养成分,对皮肤有很好的营养作用。珍珠茶堪称美容除皱首选良方。

延年益寿贵在坚持,而中药代茶饮操作简便,且无伤胃之虞,适于长期服用,用于抗老防衰,效果明显,颇有发展潜力。但因其功不在速,以功恒取胜,故须持之以恒,绝不能一旦饮服,即图一劳永逸。

综上所述,中药代茶饮的应用可谓源远流长,已广泛用于临床各科。它既是治疗慢性病的有力手段,又可作为治疗急性病之辅助手段,在防疫调理、老年保健领域中作用尤为突出,颇有推广使用的价值,具有广阔的发展前景。

27

第三章 中药代茶饮煎、泡、用法及注意事项

第一节 中药代茶饮的使用方法

中药代茶饮的使用方法颇多，其中以泡服法与煎服法最为常用。

泡服法是据处方要求，将所需中药放入泡药器具中，冲入沸水，搅匀，加盖，焖泡约 10～20 分钟后饮服。药液用完后可再加沸水冲泡，以泡 2～3 次为宜。一般而言，单味茶方或茶方中所含药物少、药量小及茶方中有含挥发性成分中药者，多用泡法。具有发汗、解表、散寒、祛风、止痛、止痢、明目等作用的药茶，也常用冲泡法饮服。

有的药茶因所含药味多、剂量大，茶具内无法冲泡，宜采用煎服法，即将茶方中诸味中药置茶具中，加水，煮沸约 10～15 分钟后离火，取汁，煎 2～3 次后合并药液，过滤，代茶频饮。有些茶方因所含药物质地或病情需要，亦需采用煎服法。如方中若含有质地坚硬、有效成分不易溶出中药者，宜用煎法；若方中有厚味、滋补类药物，其药效需煎煮一定时间方能产生时，亦以煎法为佳。通常，治疗慢性病的茶疗方多用煎法饮服。

药物经上述方法煎或泡好后，当酌情选择适宜的服药时间与服用剂量，以保证药茶疗效。

一、饮 服 时 间

服用药茶时间应据病情及药茶性质而定。一般而言,解表药宜不拘时间,温饮顿服,饮后可服一些热稀粥以助药力,病除即止,以周身微微汗出为度,不可大汗淋漓,以免损耗阳气与津液;补益药茶宜饭前服,以便药物得以充分吸收,发挥其滋补强壮作用;健胃及对胃肠有刺激的药茶应饭后服,以减轻药物对胃肠的刺激;泻下药茶以空腹服为佳,使之充分吸收,发挥药效,并密切观察大便的次数及色、质等,因其易伤胃气,故奏效即止,不可过服,并注意保胃气,若泻下次数过多,食冷粥可止;安神药茶宜临睡前服;治疗咽喉部疾患所用药茶,宜煎泡后慢慢湿润于咽部,再缓缓饮服,多次反复,以便药物在咽部充分发挥药效,且作用持久;治疗泌尿系感染所用药茶,应持续多次频服,以保持泌尿道中的药物浓度,同时稀释尿液,清洁尿路,有利于湿浊废物迅速排出;防疫药茶,宜根据疾病的流行季节,合理选用;老年保健药茶及治疗慢性病的药茶,应做到饮服的经常化和持久化。一般,药茶以现制现服为佳,忌隔夜服用。

二、饮 服 剂 量

在确定药茶剂量时,要根据病程久暂,病势轻重,患者的年龄、体质强弱、自身耐受情况,所用药物的性质和作用强度等具体情况,进行全面考虑,适当掌握用量,不宜过少,使药物作用难以充分发挥;亦不可超量饮服,从而损耗正气,甚至产生毒副作用。一般规律为:急性病或

29

病势较重者,应急速治疗,药量宜大,可按常规剂量一次饮服,甚至日服2～3剂,以便药效充分发挥,效力强大;慢性病或病势较轻者用量可小,宜时时频服,以便药效持续,缓图其功;小儿脏腑娇嫩,形气未充,且年少畏药,药宜浓缩,以少量多次为妥;老年人气血渐衰,对药物的耐受力较弱,尤其是作用峻烈的攻病祛邪药物易损正气,故用量应适当低于中青年人的用量;质轻的药物用量宜轻;质重的用量可稍大;性味浓厚、作用较强的用量稍小;性味淡薄、作用温和的用量可稍大;而毒性药一般不用,必要时则须严格控制剂量在安全限度内。

第二节　使用中药代茶饮的注意事项

30

临床使用中药代茶饮,为确保服药安全,药物的有效成分能够充分发挥,从而获得最佳疗效,必须注意以下几点:

一、辨证选茶,合理用药

中药代茶饮为中医传统疗法之一,使用时须注意在整体观念、辨证论治思想指导下合理选方用药。例如同为感冒患者,因症状表现不同,治疗方药各异。若出现恶风寒、微发热、无汗、鼻塞流清涕等症状,属外感风寒轻证,宜选用《本草纲目》"葱豉茶"(葱白、豆豉沸水冲泡,代茶饮服)微发其汗,解表散寒;伴见恶心、呕吐、腹胀、胃痛等胃肠症状者,可用验方"姜糖茶"(生姜、红糖沸水冲泡,代茶饮服）发汗解表，温中和胃；若见恶寒、壮热、头痛诸症，属外感风寒入里化热，宜用《太平圣惠方》"葱豉茶"（葱白、淡豆豉、荆芥、薄荷、栀子、石膏、紫笋茶末水煎代茶）解表散寒，兼清里热；若表现为发热、微恶风寒、咽痛、头痛，属外感风热之证，应选用《太平圣惠方》"薄荷茶"（薄荷叶、生姜、人参、石膏、麻黄，水煎代茶）疏风清热，解表利咽，因方中有人参，益气补虚，故年老体弱者更为适宜；若夏日身热、畏寒、头重、腹痛、吐泻，属暑湿感冒，当用《太平惠民和剂局方》"香薷茶"（香薷、厚朴、白扁豆沸水冲泡，代茶饮服）祛暑解表，化湿和中；若出现憎寒、壮热、头痛欲裂，并引起广泛流行者，为时行感冒，可选用验方"大青忍冬茶"（大青叶、忍冬藤沸水冲泡，代茶饮服）清热解毒，清凉解表；若时感高热持续不退，应用《太平圣惠方》"石膏茶"（生石膏、紫笋茶水煎代茶）清热泄火，除烦止渴；年老体弱易感冒者，可服验方"参苏茶"（人参、苏叶沸水冲泡，代茶饮服）以预防感冒。只有针对病情，辨证处方，合理用药，准确选茶，疗效才能显著。

二、保证药质，选好器具与用水

煎泡药茶离不开中药材、煎泡器具与用水，后三者质量的优劣直接影响疗效，使用时必须加以选择。

（一）保证中药质量

为确保药茶疗效，必须保证所用药物的质量。一般中药材首先须洗涤干净，去除泥土杂质，凡有虫蛀、霉烂、变质变性者均应剔除；洗完后应及时将药物摊开、晒干，

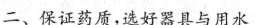

以防止霉烂变质;一旦干燥,则分别以捣、碾、研、镑等方法使药物达到一定粉碎度,或用刀具将药材切成细丝、小段,一般药物均用药碾或粉碎机碎成粉末,贝母、砂仁等可用铜药缸捣碎,羚羊角则宜用镑刀镑成碎屑,陈皮切丝,荆芥切段,等等;最后将药物置于阴凉干燥处,避光保存,以备使用。应注意室内通风降温防潮,必要时,可用生石灰、干燥木炭等吸湿剂。药物经上述程序处理后,不仅纯净干燥,且使用方便,用作茶剂,易发挥良好作用。

(二) 选好煎泡器具

古往今来,饮茶器具种类繁多,以不同的器具煎泡药茶,其色、香、味、质各不相同,故选择理想的器具当属必要。研究表明:砂器、陶器效果最好,因其传热均匀,透气性好,化学性质较为稳定,不易与药物的化学成分发生化学反应,具有冬季能保温,夏日可防馊的优点,且价格便宜,故为临床常用。金属器具则不宜煎泡药茶,因金属在煎泡过程中,易与药物的某些成分发生化学反应,使药物变质、变味或发生沉淀,影响药物疗效,甚至产生有毒物质,服后出现不应有的毒副反应。

(三) 注意水质水温

不同的水质煎泡出来的药茶味不同,水之优劣直接影响药之疗效,故选择适宜的药茶用水亦很重要。唐代陆羽于《茶经》中云:"其水用山水上,江水中,井水下。"科学实验证明:煎泡药茶以软水、淡水为宜。泉水、溪水经山岩沙层自然过滤,水色清澄,洁净甜美,水质软,成分丰富,所含杂质少,宜于煎泡,是较为理想的药茶用水;此外,城镇居民常用之自来水,因用过量的漂白粉消毒,内含大量的氯离子,本不宜煎泡药茶,但若贮存过夜或延长煮沸时间,经沉淀,氯气自然挥发后,亦为常用之药茶用水。

水之温度对药效亦有影响。一般认为,冲泡药茶,当用沸水,以水沸滚起泡时停火为宜。因为此时水质软,药中水溶性成分能迅速溶解出来,使药效得以充分发挥。若以未沸之水冲服,则药物的有效成分不能充分溶出,疗效势必受到影响;若用开沸过久之水冲泡,一些药物所含挥发性成分易挥发损耗,从而降低疗效。

服用药茶,则以温饮为宜,不可过烫,亦不可过冷。因高温对人之咽喉、食道、胃刺激较强,长期饮服过烫,可引起这些器官的病变。过冷则对身体有滞寒、聚痰的副作用。

33

三、重视药茶禁忌

为使药茶安全有效,尚须重视以下禁忌。

(一)用药禁忌

首先须重视证候用药禁忌,凡阴虚之人忌用助热燥烈之药茶;阳虚之人忌用苦寒之药茶。

选药时应慎用或不用附子、乌头等有毒性的药物及龟板、龙骨、代赭石等金石贝壳类质地坚硬、有效成分不易溶出的药物。必要时须久煎或另行煎煮后兑入药茶,以达到减毒去毒,促进药物成分溶出的目的。

在复方配伍中则应避免十八反、十九畏。

(二) 药茶忌口

服药茶时应注意饮食禁忌,即所谓的"忌口",以免降低疗效,甚至引起不良反应。通常,饮药茶时,凡属生冷、油腻、辛辣、腥臭等不易消化及有特殊刺激性的食物,均应予以避免。尤须注意的是:哮喘、瘾疹等过敏性疾病患者,服药茶时切忌食鱼、虾、蟹等腥臭、有刺激性的食物,因进食这些"发物"可诱发加重过敏性疾病;黄疸病患者忌辛辣、油腻等妨碍脾胃运化的食物,否则,可致脾胃运化呆滞,病情恶化;经常头目眩晕,烦躁易怒者忌食胡椒、葱、蒜、酒等物品,以免使火邪更盛,症状加重;服解表药茶时忌酸食,因其收敛固涩,有闭门留寇之弊;服理气消胀药茶时,忌食豆类、薯类,以免阻滞气机,加重气滞;凡中医辨证属中焦虚寒者忌食瓜果、冷饮等生冷难以消化食物;阴虚燥热者忌食生姜、大蒜、韭菜、辣椒等辛辣动火之品;湿热证者忌甜腻辛燥之品,等等。

(三) 因人因地因时制宜

有些禁忌是考虑到病人体质、季节气候、地理条件等因素而提出的,具有一定针对性,使用时应区别对待,灵活掌握。

一些禁忌是根据不同体质、性别、年龄,综合病情提出的。如妇人孕期应严格把握妊娠用药禁忌,凡毒性强、药力猛的药物均应禁止使用;去瘀通络,行气破滞的药物则应尽量避免,以免发生堕胎。小儿患水痘期间,既要禁

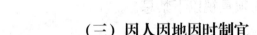

服温燥、宣散性强的药茶,又应忌食油腻辛辣性食物,以免痘疹透发不畅或因助热生火而损伤正气,加重病势。平素脾胃虚弱,水饮内蓄,消化力弱的患者,不宜长期饮用药茶,以免饮邪更盛,增加脾胃负担,且冲淡胃液,削弱消化功能。心肾功能不足者,亦不宜多饮药茶,否则,体内水分增多,加重心肾负担。

一些禁忌是根据不同居住环境而提出的。如久居北方干燥之域的患者,忌过食苦燥之药茶,否则,燥热过盛,有伤阴之虞。

一些禁忌则是根据不同季节而提出的。如长夏湿盛,忌食滋腻厚味之药茶,以免湿浊腻滞。

(四) 忌与某些西药同用

药茶不宜与某些西药同服,以免增加西药的毒性,影响疗效或产生其它副作用,甚至造成生命危险。如苯巴比妥类镇静药不宜与药茶同用。

第四章　清宫代茶饮常用方剂及药物

第一节　疏风解表类代茶饮

清宫医案中记载的解表类代茶饮,多用于素有郁热饮滞、外感表邪或内有郁热,经清解之药治疗后,热邪饮滞未尽,又外感表邪,此时清泻则恐引邪入里,解表又恐伤阴化燥,故用解表兼清化里热饮滞的代茶饮诸方,取其轻清之气,宣邪解表兼清化里热。解表类代茶饮大致可分为以下三类:①辛温解表类,药用防风、荆芥、紫苏等;②辛凉解表类,药用桑叶、双花、连翘等;③祛风胜湿解表类,药用羌活、藿香等。

一、辛温解表代茶饮

(一)疏风清热代茶饮

【组成】紫苏叶二钱　防风三钱　荆芥一钱五分陈皮二钱　香白芷三钱　川芎一钱五分　建曲二钱　香薷一钱

【功用】疏风解表,祛湿化饮。

【主治】内蓄湿饮,外感风凉,无汗头闷,憎寒腿软。

【按语】光绪二十一年闰五月二十一日,皇上脉息左寸关浮弦、右关见滑,蓄有湿饮,感受风凉,无汗头闷,憎寒腿软。御医予疏风清热代茶饮调治：方集紫苏叶、防风、荆芥、白芷等辛温解表药以疏风散寒，陈皮、建曲、香薷理气化湿和中，川芎辛温味烈活血调营，营卫和，卫气易于宣通，则外邪易去，颇具特点。

（二）清解调肝代茶饮

【组成】薄荷一钱　荆芥三钱　防风三钱　川芎一钱五分　白芷三钱　香附二钱_炙　元参三钱　赤芍三钱花粉三钱　橘红一钱五分　三仙三钱_{焦研}

【功用】疏风解表，清肝散热。

【主治】肝经郁热，外感风寒，头痛发热，口干口渴。

【按语】本方见于光绪皇帝某年二月二十七日医案。据医案记载，光绪帝原系肝经郁热，筋脉不舒，乳有筋核之证，御医给以清肝和脉诸方调治，症状好转，今又外感风寒，以致头痛微晕，身肢发热，鼻息气热，有时作渴，"脉左关弦浮而数，右寸关滑数"。证属风寒外束，肝经郁热，故御医以此代茶饮调治。方中薄荷、荆芥、防风、白芷疏风解表、散寒止痛，川芎、赤芍、香附、橘红疏肝理气、调和血脉，花粉、元参清热养阴止渴，三仙消导和中，诸药合用，共奏清肝泻热、疏风解表之效。据三月初二日医案记载，皇上诸症俱好，说明方药切证。

（三）疏解代茶饮

【组成】芥穗一钱五分　防风二钱　桑叶三钱　薄荷一钱　枳壳三钱　厚朴二钱　陈皮二钱　茅术二钱云苓三钱　三仙六钱　木香八分　槟榔三钱_焦

【主治】肺胃滞饮,感受风凉,胸膈懊憹,身肢困倦,头痛。

【按语】光绪某年二月二十日,御医白文寿诊得皇上脉息左关见弦,右寸浮数。乃肺胃素有饮热、复感受风邪,以致偏右头痛,胸膈懊憹,呕吐水饮。本代茶饮中荆芥穗、防风、桑叶、薄荷疏散表邪,茅术、云苓化湿祛饮,木香、陈皮、厚朴行气化滞,槟榔、三仙消积化饮。湿饮内滞,郁而化热,胸膈懊憹,用苦寒药清热祛湿有碍气机宣发,此方不用苦寒,而用辛温味苦之药祛湿化饮解表,湿饮去,气机条达,则郁热自消。

二、辛凉解表代茶饮

(一) 益阴清解饮

【功用】清热解表,生津护阴。

【主治】风温外束,阴气不足,疹出不透。

【按语】本方见于同治十三年十一月初一日同治帝医案。皇上证属风温薄束,阴液不足,疹出不爽,御医在养阴清热透邪的基础上,配服本代茶饮。方中苦梗清热宣散,芦根清热生津,生甘草清热解毒,同时口含鲜青果、姜香菜以助其清热生津,透邪发疹。

(二) 清胃代茶饮

【组成】甘菊二钱　桑叶二钱　川芎一钱　炒茅术一钱五分　炒谷芽二钱　炒神曲二钱　赤苓三钱　甘草七分

【功用】清热解表,化湿和中。

【主治】中焦湿滞,外感风热,发热,纳呆,动则头晕。

【按语】光绪某年四月十六日,光绪帝胃经湿滞,外感风热,动则头晕,证属胃经湿饮不净,上焦浮热未清。御医给予本代茶饮调治;方中甘菊、桑叶清热解表,川芎和营,茅术、赤苓祛湿化饮,神曲、谷芽、甘草消导和中,诸药和中,共奏清热解表、化湿和中之效。

(三)和解清热代茶饮(一)

【组成】菊花一钱　桑叶一钱　麦冬一钱　竹茹二钱

【功用】解表清热。

【主治】内蓄滞热,外感风邪,胸满烦急。

【按语】宣统三年三月二十六日亥刻,皇上"胸满烦急,两手有汗,大便不调",御医诊得皇上脉息右寸关微浮而数,数为内热,浮为邪滞在表,证属内蓄滞热,外感风邪,治当先以解表,方中菊花、桑叶辛凉解表,麦冬养阴清热,竹茹清热和胃。本方水煎代茶,取其轻清解表、兼清里热,切中皇上病机。

(四)疏风清肺代茶饮

【组成】粉葛根二钱　防风一钱五分　薄荷一钱五分　忍冬二钱　白鲜皮一钱五分　赤芍二钱　丹皮二钱　连翘二钱

【功用】疏风清肺解表。

【主治】肺经有热,外薄浮风,皮肤晕红,时有作痒。

【按语】宣统十三年六月十五日,御医赵元奎诊得皇上证属"肺经有热,外薄浮风,热郁于表",故予此代茶饮调治:方中粉葛根、防风、薄荷、忍冬、连翘清热解表透邪,白鲜皮祛湿止痒,赤芍、丹皮清透营分郁热,用药精当,切合病机。

(五)疏风调肝代茶饮

【组成】南薄荷一钱　菊花一钱五分　防风一钱五分　桑叶一钱　小生地三钱　胆草一钱　连翘一钱五分　花粉二钱　青皮子一钱　枯芩一钱五分　丹皮二钱

【功用】辛凉解表,清泻肝热。

【主治】肝经蓄热,外感表邪,发热头痛。

【按语】宣统十五年四月十三日,淑妃脉息左关弦数、右寸略浮,系肝经蓄热,表感浮风。御医以此代茶饮调治,方中薄荷、菊花、防风、桑叶、连翘辛凉解表,胆草、枯芩、丹皮清泻肝火,青皮子疏理肝气,生地、花粉养阴清热。肝经蓄热,外有表邪,当先解表邪。此方水煎代茶,取其轻清之性,解表清里,切中淑妃病机。

三、祛风胜湿解表代茶饮

除湿代茶饮(一)

【组成】蔓荆子二钱　当归三钱　川芎一钱　细辛三钱　羌活一钱

【功用】祛风胜湿,活血调营。

【主治】外感风湿,气血失和,头晕头痛,肢倦乏力。

【按语】本代茶饮为同治六年六月十一日丽贵妃用方,初九、初十,丽贵妃营卫不和,湿饮郁结,御医给理气除湿汤调服,药后脉息平和,诸症俱好,惟气血素亏,湿饮不净,故用此代茶饮合调气和荣丸以祛风除湿、养血活血。方中蔓荆子、羌活、细辛疏风胜湿,当归、川芎养血活血,合调气和营丸共奏和血舒脉,散风祛湿之效。

第二节 止咳类代茶饮

清代宫廷医案中记载的止咳类代茶饮多具有清肺止咳作用,用于治疗肺中感邪较轻或诸药治疗后,肺中余邪未尽之咳嗽、咳痰之证。常用的药物有桑皮、桔梗、橘红、青果等。

(一) 清金代茶饮(一)

【组成】羌活一钱五分　防风一钱五分　苏梗一钱五分　生地三钱　麦冬三钱　桔梗二钱　知母二钱　黄芩二钱　生甘草五分　芦根三把为引

【功用】疏风解表,清热止咳。

【主治】素体阴亏内热,感受外邪,发热咳嗽,咽干疼痛。

【按语】本方见于道光四年孝全成皇后医案。十二月十九日,孝全成皇后"身热咽干,有时咳嗽",御医张永清、陈昌龄诊其"脉息滑数","原系妊娠热盛,火铄肺金之症",予以清金代茶饮调理。据前后几日医案记载,病人当有外感风凉,故以羌活、防风疏风邪,生地、麦冬、知母、黄芩、生甘草清肺热,滋肺阴,苏梗、桔梗止咳化痰。诸药合用,以奏散风解表,清肺止咳之效。

41

（二）麦橘代茶饮

【组成】麦冬三钱　枳壳一钱　橘红一钱五分　桔梗二钱　羚羊一钱　生甘草四分　秋梨三片为引

【功用】清热润肺，止咳化痰。

【主治】肺经有热，咳嗽咳痰，或有咽喉疼痛等。

【按语】本方见于道光年孝全成皇后医案。道光四年十月十一日，孝全成皇后"头疼身痛烦热胀满"。御医崔良玉、叶元德诊其"脉系浮滑"，"系妊娠肝胃热盛，感受寒凉之症"，给予芩术六合汤一付，十二日表证皆愈，"惟肺热稍有咳嗽"。御医张永清、崔良玉予以麦橘代茶饮调理。方中羚羊角善清肝火，兼清肺胃之热，麦冬、秋梨、生甘草清热润肺，橘红、桔梗止咳化痰。处方精当，切中病机。

42

（三）秋梨柿饼代茶饮

【组成】秋梨半个　柿饼1个去蒂

【功用】清肺止咳。

【主治】肺热感邪，咳嗽。

【按语】道光二十九年十二月十二日，四阿哥（即以后咸丰帝）肺热感寒以致憎寒壮热咳嗽头痛，腰腿酸痛，倦怠懒食等，经御医调治后诸症好转，十七日乐泰、纪振刚给四阿哥秋梨柿饼代茶饮以善其后。方中秋梨清热润肺，柿饼清肺止咳。

（四）加味三仙代茶饮（一）

【组成】焦三仙九钱　橘红一钱　竹茹二钱　鲜青

果七个研

【功用】清热化滞,止咳化痰。

【主治】胃有郁热,肺气上逆,咳嗽痰黏,胸膈满闷,不思饮食等。

【按语】光绪二十八年十一月十九日,"懿嫔(后来慈禧皇太后)咳嗽、咯痰黏稠,胸膈不畅,饮食不香",御医庄守和、张仲元予清热化滞之法治疗,诸症好转,继以加味三仙代茶饮清解余热,消导和胃。方中焦三仙、竹茹消食泻热导滞,青果、橘红清热化痰,理气宽胸。

(五)解金沸草代茶饮

【组成】荷梗二尺　荷蒂 7 个　鲜石斛三钱　银花二钱　橘红八分　鲜青果十个　羚羊三钱

【功用】清肺泻肝,化痰止咳。

【主治】肝热犯肺,胸胁窜痛,口渴舌干,时作咳嗽,咯痰黄稠。

【按语】光绪三十四年十月二十四日,懿嫔胸胁窜痛,口渴咽干,时作咳嗽,左关脉弦右寸关滑数,御医张仲元、戴家瑜给予解金沸草代茶饮调治。方中羚羊、银花、荷梗、荷蒂清解肺肝之邪热,石斛清热养阴,青果、橘红化痰止咳。诸药合用,共奏清肺泻肝,止咳化痰之功。此方何以名"解",或许因此方尚有解金沸草恶心副反应作用。

(六)竹茹枳实代茶饮

【组成】竹茹三钱　枳实一钱　焦三仙六钱

【功用】清热化痰止咳,消滞和胃。

【主治】肺经有热，胃有积滞，咳嗽、咯痰，纳呆便秘等。

【按语】本方见于咸丰年丽贵妃医案。咸丰十一年四月十三日，丽贵妃咳嗽、咳痰，御医李万清给予竹茹枳实代茶饮与参苏理肺丸调服。本方重用焦三仙，可能其肺热由胃滞引起。胃中气滞，郁久化热，上薰于肺，肺金不得肃降，以致咳嗽、咯痰。故方用竹茹、枳实清热理气以止咳，焦三仙消食导滞以化痰。治病求其来源，值得效仿。

（七）清金代茶饮（二）

【组成】羚羊一钱五分　橘红三钱　麦冬四钱　花粉三钱

【功用】清肺止咳。

【主治】肺热咳嗽、咳痰，咽干口渴等。

【按语】本方见于同治年祺贵嫔医案。同治五年十二月二十八日，祺贵嫔久病之后，微有咳嗽，御医周之桢予以此方调治。方中羚羊、花粉、麦冬清热养阴，生津止渴，橘红化痰止咳。水煎代茶，以其清轻之性，清肺润肺，化痰止咳。

（八）麦冬桑贝代茶饮

【组成】麦冬三钱　浙贝三钱　霜桑叶三钱

【功用】清肺化痰，养阴止咳。

【主治】肺经伏热，咳嗽痰稠难咯，或兼咽干喉痛等症。

【按语】同治四年五月二十七日璿嫔咽痛咳嗽渐好，御医甄景芳予以此方以清解余热。方中麦冬、浙贝清肺润肺，化痰止咳，霜桑叶善清解肺中伏热之邪，用药切中病证。

（九）清肺化湿代茶饮（一）

【组成】金石斛二钱　甘菊二钱　桑叶二钱　前胡一钱五分　酒黄芩一钱五分　陈皮一钱五分　神曲二钱　鲜青果七个_研

【功用】清肺止咳，理气化湿。

【主治】感受外邪，郁而化热，或内有郁热，外感风寒，过食生冷，以致脾失健运，湿邪内生。出现咳嗽，痰黏稠量多，发热，微恶风寒，口淡无味，不思饮食等。

【按语】本方见于光绪皇帝医案。光绪某年二月三日，光绪皇帝"肺胃饮热，感受风寒，以致憎寒发热，偏右头疼，鼻塞身倦，口黏恶心"，御医庄守和予以疏风清热化湿调理。二月五日，"诸症见好，惟肺燥湿饮，稍有未清，以致喉中发咸，夜间微嗽"，御医庄守和予以清肺化湿代茶饮调理。方中菊花、桑叶、前胡疏风散热，宣肺解表，陈皮、石斛、神曲理气和胃化湿，黄芩、青果、前胡清肺止咳化痰。

（十）清嗽化湿代茶饮

【组成】酒黄芩一钱五分　前胡二钱　桑皮二钱　川贝母二钱　天花粉二钱　紫菀一钱四分　桔梗二钱　鲜青果七个_研

【功用】清热化痰，宣肺止咳。

45

【主治】外感风寒，郁而化热，或风热束肺出现咳嗽，痰黄稠，或兼发热、头痛、鼻塞。

【按语】本方见于光绪皇帝医案。二月五日光绪皇帝服上方"清肺化湿代茶饮"后，"夜卧尚有咳嗽"，御医庄守和诊其为"惟肺经饮热稍有未清"，予以清嗽化湿代茶饮调理。方中黄芩、桑皮、天花粉清泻肺热，贝母、紫菀、青果、前胡、桔梗宣肺化痰止咳，诸药合用共奏清肺止咳化痰之功。

（十一）清肺化湿代茶饮(二)

【组成】金石斛二钱　甘菊二钱　桑叶二钱　前胡一钱五分　酒黄芩一钱五分　陈皮一钱五分　炒神曲二钱　鲜青果七个研

【功用】清热止咳，理气化痰。

【主治】肺胃湿热，咳嗽咯痰，喉中痒痛口渴不欲饮。

【按语】光绪某年二月初五日，光绪帝脉息左部和缓，右寸关滑而稍数，喉中发咸，夜间微嗽，证属肺中有热，湿饮内停，御医给此代茶饮调治。方中甘菊、桑叶、前胡、黄芩、鲜青果清肺散热止咳，陈皮理气去湿，神曲消导和胃，石斛清热养阴。清宫医案中清热化湿饮方中多配养阴药，盖宫廷之人，养尊处优，情志抑郁，素体多阴虚，再者，配以养阴又可助清邪热，防止热邪伤阴，是为清宫医案用药的一个重要特点。

（十二）清嗽代茶饮(一)

【组成】酒黄芩一钱五分　前胡二钱　桑皮二钱紫菀一钱五分　天花粉二钱　川贝二钱　枳壳一钱五分

46

芦根一支_{切碎}切碎

【功用】清肺泻热,止咳化痰。

【主治】肺胃有热,咳嗽咯痰,口干欲饮,咽喉疼痛等。

【按语】本方见于光绪皇帝医案。光绪某年二月初七日,光绪皇帝咳嗽、口渴,御医庄守和给予清嗽代茶饮调治。方中黄芩、桑皮、花粉、芦根清泻肺胃之热,生津止渴,前胡、紫菀、贝母理气化痰止咳,枳壳理气宽中。诸药合用,以清肺止咳,清胃生津。

(十三) 清肺代茶饮(一)

【组成】前胡一钱五分　酒芩一钱五分　桑皮二钱
法夏一钱五分　花粉二钱　桔梗一钱五分　云苓二钱
生草七分

【功用】清肺止咳,化湿蠲饮。

【主治】脾虚痰湿内生,上犯于肺,肺失津肃,或外感风热,肺失肃降咳嗽、痰多、口渴、纳呆。

【按语】本方见于光绪皇帝医案。光绪某年二月初八日,光绪皇帝咳嗽四日,仍夜间咳嗽,御医庄守和诊其为"肺胃饮热未净,以致夜间咳嗽",给予本代茶饮调治。方中黄芩、花粉、桑皮清解肺热,前胡、桔梗、甘草宣肺化痰止咳,半夏、茯苓健脾化湿,蠲化痰饮。诸药合用,共奏清肺止咳,蠲化痰饮之效。

(十四) 清肺和胃代茶饮(一)

【组成】生地三钱　元参三钱　麦冬三钱　花粉三钱　前胡二钱　橘红一钱五分　桑叶二钱　竹茹二钱

【功用】清肺止咳，和胃生津。

【主治】肺胃燥热，咳嗽痰黏，口干欲饮，咽喉疼痛。

【按语】光绪某年十月十一日，光绪皇帝"头疼身痛，憎寒发热，口干作渴，胸满咳嗽"，经御医庄守和给予清肺止嗽，和胃化湿之法治疗后，至十月十四日"诸症见好，惟有咳嗽，口干作渴"，证为邪热伤津，余热未尽，庄守和予以本代茶饮调理。方中生地、玄参、麦冬、花粉清热生津止渴，桑叶、前胡、橘红清肺化痰止咳，竹茹和胃化痰，用药精当，方药切证。

（十五）清热化湿代茶饮（一）

【组成】前胡二钱　酒芩一钱五分　陈皮一钱五分　桑皮二钱　法夏二钱　茯苓二钱　甘草七分

【功用】清肺止咳，祛湿化痰。

【主治】肺胃痰热，咳嗽、咯痰，鼻塞不通，口渴咽干，纳呆等。

【按语】本方出于光绪皇帝医案。光绪某年正月二十日，光绪皇帝夜间微有咳嗽，脉左部和缓，右寸关滑而稍数。证为肺胃湿热未清，御医予本代茶饮调服。此方为二陈汤加黄芩、前胡、桑皮组成，方中二陈汤祛湿化痰，黄芩、前胡、桑皮清肺止咳。诸药合用，共奏清肺止咳，祛湿化痰之效。

（十六）清肺理嗽代茶饮

【组成】瓜蒌皮二钱　川贝二钱　前胡一钱五分酒芩一钱五分　蜜桑皮一钱五分　桔梗二钱　甘草七分

【功用】清热化痰，宣肺止咳。

【主治】肺热咳嗽，咯痰黄黏，或兼有鼻塞、头痛、咽干咽痛之症。

【按语】光绪某年正月十九日，光绪皇帝外感风邪，经御医庄守和清解化湿饮调治后，至二十一日，"诸症俱减，惟肺经稍有饮热未净以致偶有咳嗽，鼻息欠爽"，庄守和予其"清肺理嗽代茶饮"调理。方中黄芩、桑皮清解肺经余热，瓜蒌皮、川贝母、前胡、桔梗理气化痰止咳，甘草调和诸药。诸药合用，以清肺化痰，理气止咳。

（十七）清肺和胃代茶饮（二）

【组成】前胡八分　杏仁一钱五分　桔梗一钱　薄荷五分　陈皮六分　厚朴七分　竹茹一钱　甘草五分

【功用】祛湿和胃，化痰止咳。

【主治】痰湿内滞，外感风邪，引动伏痰，肺失清肃宣降，咳嗽，咯痰量多，或兼有肢倦纳呆，口干不渴等。

【按语】光绪某年十二月二十二日，光绪皇帝感受外邪，经用清肺化饮汤一剂治疗后，"表凉已解，症势渐好，惟饮热未净，肺气不清，以致咳嗽、鼻塞，口中干苦，食少不甜"。御医李德昌诊其脉息滑缓，证属饮热内滞，予以"清肺和胃饮"调治。方中陈皮、厚朴健脾化湿，理气祛痰，前胡、杏仁、桔梗、竹茹宣肺化痰止咳，薄荷、甘草清肺利咽。诸药合用，以奏理气化痰，宣肺止咳之效。

（十八）和胃清肺饮

【组成】茯苓三钱　陈皮六分　厚朴七分　杏仁一

钱五分　桔梗一钱　炙甘草五分

【功用】理气化痰，宣肺止咳。

【主治】痰湿阻肺，咳嗽咳痰量多，食少无味。

【按语】光绪某年十二月二十三日，光绪皇帝"有时鼻塞、咳嗽、食少、口黏"，证属痰浊阻肺，肺失肃降，御医李德昌给予"和胃清肺饮"调治。方中陈皮、厚朴理气祛湿化痰，茯苓运肺化湿，桔梗、杏仁、炙甘草宣肺止咳。诸药合用，健脾和胃，宣肺止咳。

（十九）止嗽代茶饮

【组成】前胡二钱　苏梗子各八分　桔梗二钱　金沸草二钱　陈皮一钱　法半夏一钱五分　桑皮二钱　款冬花二钱

【功用】理气化痰，肃肺止咳。

【主治】痰湿内蕴，肺失宣降而致咳嗽、痰多，口淡无味，肢倦食少。

【按语】光绪某年三月初四日，御医庄守和、李德昌诊得光绪皇帝脉"左关稍弦，右寸关见滑缓"，据其"有时咳嗽痰涩，鼻息稍欠清爽"，诊为"肺气欠和，湿饮未净"，予以"止嗽代茶饮"调理。方中前胡、桔梗、金沸草、苏梗子、桑皮、冬花宣肺化痰止咳，半夏、陈皮理气祛湿化痰。诸药合用，共奏健脾化痰，宣肺止咳之效。

（二十）清嗽代茶饮（二）

【组成】前胡二钱　苏梗子各八分　枳壳一钱五分　橘红八分　法夏二钱　金沸草二钱　桑皮二钱　枇杷叶

二钱

【功用】清热化痰，宣肺止咳。

【主治】痰热郁肺，咳嗽，或兼面赤口干鼻塞不通。

【按语】光绪某年三月五日，光绪皇帝时有"咳嗽、痰涎、面赤作呛，鼻息气味不爽"等，御医庄守和、李德昌予以清嗽代茶饮调治。方中前胡、苏梗子、枇杷叶、桑皮、金沸草、橘红等清肺化痰止咳，枳壳、半夏理气除痰，诸药合用，共奏清肺止咳，理气化痰之效。

（二十一）菊花竹茹代茶饮

【组成】菊花炭一钱五分　苦桔梗八分　陈皮七分青竹茹一钱　杏仁二钱

【功用】清肺散邪，化痰止咳。

【主治】肺中余热，咳嗽，咳痰，或痰中带血者。

【按语】光绪某年三月二十七日，光绪皇帝咳嗽咯血数日已止，御医薛福辰、庄守和、李德昌诊其脉右寸关略带浮滑，余俱平和，予以菊花竹茹代茶饮调理。方中菊花炭清热凉血止血，桔梗、陈皮、竹茹、杏仁清肺化痰止咳。诸药合用，共奏清肺散热，化痰止咳止血之效。

51

（二十二）参地苏橘代茶饮

【组成】西洋参三钱　生地四钱　当归四钱　杭芍四钱　大熟地六钱　杜仲三钱　龙骨三钱　莲蕊三钱焦枣仁三钱　川芎一钱五分　川贝三钱　桑叶三钱　甘菊花三钱　苦梗三钱　橘红一钱五分　生草一钱

【功用】益气化痰，养血安神，清肺止咳。

【主治】气血两亏,脾肾双虚,肺热咳嗽兼有神疲乏力,腰酸腿软,眠差食少,声低懒言等。

【按语】本方见于光绪某年五月十一日医案。光绪皇帝"偶然咳嗽,渐或有痰,言语气怯,中州较空,不耐凉热,手仍发胀,腰腿有时酸疼",脉"左寸关浮滑力软,两尺仍弱"。御医杨际和认为病机"总缘气虚阴亏,脾肾不足,肝经易旺,致生浮火热",故予以"参地苏橘代茶饮"治疗。方中西洋参补气健脾,当归、杭芍、生地、熟地、川芎养血滋肾,杜仲、龙骨补肾安神,枣仁、莲蕊清心安神,苏叶、枇杷叶、橘红清肺化痰止咳。诸药合用,以益气养血,滋补肝肾,清肺止咳,标本兼治。

(二十三) 清肺代茶饮(二)

【组成】苏梗子二钱　前胡一钱五分　金沸草一钱五分　枳壳一钱五分　广橘红一钱　壳砂八分

【功用】宣肺止咳,行气化痰。

【主治】肺有痰饮,咳嗽咯痰,鼻塞不通。

【按语】本方见于光绪二十年珍嫔医案。四月二十七日,珍嫔咳嗽时作,眠食尚好,脉寸关滑缓,证属痰饮阻肺,气机失调。御医李德昌予以"清肺代茶饮"宣肺降气,止咳化痰。方中苏梗子、前胡、金沸草、橘红化痰理气止咳,枳壳、壳砂理气宣肺。诸药合用,共奏宣肺止咳之效。

第三节　清热类代茶饮

清宫医案中记载的清热类代茶饮大致可分为六类:

①清热解毒类,常用银花、连翘、大青叶等;②清热养阴类,清热药伍以养阴药,养阴常用生地、麦冬、石斛等;③清热祛湿类,以清热药为主,伍以祛湿药,祛湿常用淡竹叶、灯心、生薏米等;④清热消导和胃类,和胃常用神曲、焦楂、谷芽、鸡内金等;⑤清心安神类,常用灯心、竹叶、炒枣仁等;⑥清热止血类,常用藕节、菊花炭、牡丹皮等。

一、清热解毒代茶饮

(一) 清金代茶饮(三)

【组成】酒芩二钱　麦冬三钱　元参三钱　苦桔梗二钱　生甘草一钱

【功用】清热养阴解毒。

【主治】肺胃滞热,咽喉肿痛,胸满懒食。

【按语】道光二十七年三月二十五日,琳贵妃脉息浮数,面颊牙龈浮肿,咽喉疼痛,发热恶寒,肢节疼痛,夜不得寐。系肺胃蕴热、外感春温,风热郁结所致。经用疏解利咽方药调理,表凉已解,诸症俱减。二十七日琳贵妃惟稍觉咽喉肿痛,此乃肺之邪热未尽,故御医用此代茶饮调治。方中酒芩、苦桔梗清宣肺之余热,元参、麦冬、生甘草清热养阴,解毒利咽。诸药合用以奏清热养阴、解毒利咽之效。

(二) 银花代茶饮

【组成】银花一钱五分　连翘一钱　生甘草五分

【功用】清热透邪。

【主治】邪热客于肌肤、皮肤作痒。

53

【按语】道光二十七年四月二十一日，七阿哥喜痘十二朝，脉息和平、寝食如常，精神清爽。惟正气未复，皮肤尚有湿热，给予益气清化方药调治，诸症渐好，惟皮肤尚有余热。三十日御医给予银花、连翘、生甘草水煎代茶，清解肌肤热毒之邪，以善其后。

（三）清热代茶饮（一）

【组成】酒芩三钱　酒连八分　栀子三钱　焦三仙六钱　次生地五钱　木通三钱　川军一钱五分

【功用】清泻胃热。

【主治】郁热滞胃，牙龈肿痛。

【按语】本方见于咸丰十一年十一月十一日吉嫔医案。据医案记载，吉嫔原系牙痛之证，经用清热化滞汤治疗后，牙龈肿痛渐轻，腮颊红肿亦渐消退，惟阳明郁热未尽，故御医用此代茶饮外吹牛黄冰苏散以清胃泻火、消肿止痛，方中酒芩、酒连、栀子清泻邪热，生地养阴凉血清热，木通清热利水，川军泻火通便，使邪有出路，用药配伍精当，切中病机。

54

（四）清热代茶饮（二）

【组成】黄连一钱　栀子三钱　枯芩三钱　胆草二钱　菊花三钱　决明二钱

【功用】清肝明目。

【主治】肝经郁热，目赤目痛。

【按语】同治四年四月二十六日，吉嫔脉息弦数。原系天行赤热之症，昨服清肝明目饮，翳膜渐平，诸症俱好，惟肝经郁热未尽，遂予本清热代茶饮调理。方中黄连、枯芩、栀子清泻三焦之热，胆草、菊花、决明清肝明目。诸药合用，共奏清肝泻热明目之效。

(五) 利咽代茶饮

【组成】元参八钱　山豆根三钱　苦梗三钱　麦冬三钱　僵蚕三钱　青果六枚

【功用】清热养阴利咽。

【主治】瘟热毒滞，咽痛口干，便秘尿赤。

【按语】本方见于同治十三年十一月初一日戌刻同治皇帝医案。同日午刻，皇上脉息浮洪，天花二朝，瘟热毒滞过盛，头面颈项颗粒稠密，颜色紫滞，咽喉作痛，便秘尿赤，御医给予清解活命饮调理，缘其气血瘟毒过盛。戌刻继用此代茶饮，以助清解热毒，利咽止痛。方中元参、麦冬清热养阴，配山豆根、青果、苦梗以解毒利咽止痛，僵蚕散结消肿止痛，热毒壅滞于内，则须清之化之，汤药、代茶饮共进，冀其热毒速解也。

55

(六) 清热代茶饮(三)

【组成】麦冬三钱去心　桔梗二钱　银花三钱　知母二钱　豆根三钱　竹叶一钱五分

【功用】清泻阳明郁热。

【主治】阳明郁热，口燥咽干，牙龈肿痛。

【按语】清宫医案载，同治八年二月二十三日大公主脉息浮滑，面颧发出疹瘩，成片作痒，系"肺胃湿热，血热受风之症"，御医给予疏风清热除湿方药治疗后，脉息滑缓、面部疙瘩俱好,惟肠胃余热未清,以致口燥咽干,牙龈微肿作痛。二月底予本代茶饮善后调理,以清肠胃余热。方中麦冬、知母清热护阴,银花、豆根清热解毒,散结止痛,桔梗清热引药上行,竹叶清热利尿,使邪热从小便而解。诸药合用共奏清解阳明郁热之效。

(七)清热利咽代茶饮

【组成】大青叶一钱五分　元参二钱　连翘二钱薄荷一钱　干寸冬二钱　黄芩二钱　炒栀二钱　花粉一钱五分　鲜青果五个　炒杏仁八分　赤芍一钱五分

【功用】清热解毒利咽。

【主治】邪热内蕴,头闷肢倦,咽痛作嗽。

【按语】本方见于宣统十五年正月初六日宣统帝医案。据医案记载,宣统帝原系肝肺结热,外感风凉之证,以清热、理肺、利咽、和肝等法调理,邪热稍挫,风凉亦减,御医用此代茶饮继以清热,解毒,利咽。方中大青叶、连翘、黄芩、炒栀以清热解毒,薄荷、杏仁宣肺疏肝理气,麦冬养阴清热,青果、花粉清热生津利咽,赤芍清热凉血活营,诸药合用,共奏清热解毒利咽之效。

56

二、清热养阴代茶饮

此类代茶饮在清热药的基础上伍以养阴生津之品,使热邪得清阴津得复。

(一)清肺代茶饮(三)

【组成】桔梗三钱　天花粉三钱

【功用】清解肺热，养阴生津。

【主治】肺热，咳嗽咽干。

【按语】本方见于乾隆四十七年三月初九日医案。十一福晋原系内有痰热，外感风寒之证，御医给予疏解、清热化痰药治疗后，表邪已解、脉息和缓，惟肺经余热未净，故止服汤药，而以桔梗、天花粉水煎代茶，以清解肺中余热。

（二）清肺代茶饮（四）

【组成】葛根一钱五分　麦冬一钱五分　桑皮一钱五分　藿香八分

【功用】清宣肺热。

【主治】肺热未清，发热恶风，咽干口渴。

【按语】道光某年九月二十五日，皇后脉息滑缓，系内热受凉，感冒之症，用清热和胃诸药调治后诸症俱好，惟肺之余热未净，故今用清肺代茶饮以善其后。方中桑皮、葛根、藿香清散肺之余热，麦冬养阴润肺。旨在清散余热后不伤其阴液。

（三）平肝清热饮

【组成】豆根三钱　花粉三钱　麦冬三钱　小生地三钱　焦三仙六钱

【功用】清热平肝。

【主治】肝热未清，胸胁胀满。

【按语】同治七年十二月十八日，祺妃肝经余热未尽、胸胁满闷，御医汪兆镛以平肝清热饮和舒肝养荣丸调理。方中花粉、麦冬、生地养阴补肝清热，焦三仙消导和中，水煎代茶和舒肝养荣丸共奏养阴补肝、清热利气之效。

（四）益阴代茶饮

【组成】生地三钱　麦冬三钱_{去心}　银花二钱　焦三仙六钱

【功用】清热益阴。

【主治】阴分素亏，郁热内滞，咽喉疼痛。

【按语】本方见于同治七年十二月二十九日祺妃医案。据二十八日医案记载，祺妃原系胃经不和、饮热内滞之证，御医给以清热和胃饮调治，服药后脉息渐缓，诸症渐好。惟咽喉夜间作痛，此乃阴分素亏、热邪未尽所致，故以此代茶饮养阴清热以散余邪。方中生地、麦冬养阴清热，银花清热解毒，焦三仙消导和中，诸药合用共奏益阴清热利咽之功。

58

（五）清热代茶饮（四）

【组成】石斛三钱　甘菊三钱　麦冬三钱　泽泻二钱　灯心五子

【功用】清热养阴。

【主治】热滞肝胃，阴津不足，口干多饮，烦躁不宁。

【按语】此方见于同治八年三月十四日大公主医案。据医案记载，大公主原系肝胃邪热内炽，伤及血脉之证，经连服清热凉血之剂，血静热清，鼻衄痰红现已俱好，惟素来肝胃之火有余，汤药多服，恐伤胃气，故予清热代茶饮调理。方中石斛、麦冬养阴清胃,甘菊清肝平肝,泽泻、灯心清热利小便,使邪有出路。

(六) 清热代茶饮(五)

【组成】焦三仙六钱　小生地三钱　麦冬三钱　竹茹二钱　白菊花二钱　甘草梢一钱

【功用】清肝泻热。

【主治】肝经郁火,发热口渴、小便短赤。

【按语】此方见于光绪四年八月初四日医案。据八月初一日医案记载"皇上脉息左关弦数、右寸关滑数。营卫未和、里滞尚盛",发热、口渴,腹中有时作痛,小水短赤、大便尚有黏滞,证属火郁结滞所致。御医遂予清热化滞之药,循序调治,诸症见好,惟肝经余热未尽,故拟本代茶饮善后。方以白菊花、甘草梢清肝之余热,小生地、麦冬养阴护肝,竹茹、焦三仙清热消导和胃。诸药合用共奏清肝养阴之效,使热邪得清,胃气得复。

(七) 清热代茶饮(六)

【组成】元参一钱五分　麦冬三钱　竹茹二钱　苦梗一钱五分　橘皮一钱　生草五分

【功用】清热养阴祛湿。

【主治】肠胃湿热,口渴口黏。

【按语】本方见于光绪十四年十一月十五日光绪帝医案。据医案记载:皇上原系肠胃蕴热、湿饮内滞之证。御医以清热化滞法调理,诸症见好,惟余热未尽,故以此代茶饮以善其后。方中元参、麦冬养阴清热,竹茹清热化湿和胃,苦梗、橘皮调理气机。据十六日医案记载,光绪皇帝诸症俱好,说明方药切中病机。

(八) 和解清热代茶饮(二)

【组成】柴胡一钱　薄荷一钱五分　地骨皮三钱　葛根二钱　胡连二钱　条芩三钱　生杭芍三钱　白芷二钱　次生地八钱　泽泻二钱　镑羚羊二钱

【功用】和解清热。

【主治】疟邪炽盛,发热,头痛,口渴思凉,胸膈不畅,身肢酸痛,急躁易怒。

【按语】光绪二十一年闰五月二十一日,庄守和请得皇上脉息左寸关浮弦,右关见滑,头微觉闷,身肢无汗,憎寒腿软,乃蓄有饮热湿滞感受风凉。给予清热化湿截疟之法调治。六月初一日,光绪皇帝仍头顶疼痛,烧热未解,口渴思凉,胸膈不畅,身肢酸痛,有时躁急,脉息左寸关浮弦右寸关滑数。乃疟邪尚盛,气道欠调,里滞尚未下行,遂予本和解清热代茶饮调治。方中柴胡、白芍、葛根、薄荷、白芷清热和解透邪,生地、地骨皮养阴透热并防热邪伤阴,泽泻清热利水,使邪有出路,羚羊角性味咸寒,入心肝二经,有平肝熄风,清热镇惊解毒之功效。光绪帝疟邪缠绵,烧热不退,故于和解清热代茶饮中加入羚羊角一味,以助清肝散热解毒之功。惟镑羚羊用量二钱,较常规用量为重,较具特色。

(九) 和解清胃代茶饮

【组成】柴胡一钱五分　薄荷一钱　地骨皮三钱

青皮二钱　　条芩三钱　　胡连一钱　　蔓荆子三钱　　常山三钱　　次生地六钱　　元参五钱　　焦三仙各三钱　　厚朴一钱五分

【功用】和解养阴清胃。

【主治】疟邪未清，内蓄饮滞，头闷眩晕，口黏作渴，胸膈不爽。

【按语】光绪某年六月初二，御医诊得皇上头闷眩晕，口黏作渴，胸膈不爽，谷食无味，身肢酸倦，脉息左寸稍浮、关部沉弦，右寸关滑数，乃暑湿疟邪未清，气道不畅，饮滞化而未净，故予本代茶饮治之。方中柴胡、条芩、胡连清解少阳疟邪，合薄荷、蔓荆子以清热和解透邪，常山截疟，生地、元参养阴清热，青皮、厚朴、焦三仙理气和中，诸药合用，以奏和解清热、理气和中之效。切中皇上病机。

61

（十）清热代茶饮（七）

【组成】焦三仙六钱　　小生地三钱　　麦冬三钱　　竹茹二钱　　白菊花二钱　　甘草梢一钱

【功用】清肝养阴。

【主治】肝经郁热，阴液不足。

【按语】宣统三年八月初四，御医请得皇上脉息左关弦缓，右寸关滑缓，午寐尚可，惟肝经有热，给以此代茶饮调治。方中生地、麦冬、白菊花养阴清肝，竹茹清热和胃，焦三仙、甘草梢消导清热，如此养阴清热消导和中，切中皇上病机。

（十一）养阴清肺代茶饮

【组成】小生地二钱　元参二钱　苏梗一钱　姜栀仁二钱　酒芩二钱　炒枳壳二钱

【功用】清热养阴利咽。

【主治】肺胃饮热，颀颡干燥，咽嗌作痛。

【按语】宣统十三年三月初四日，御医请得皇上脉息左关沉弦，右寸关滑而有力，颀颡干燥，咽嗌作痛，此乃肺胃滞有饮热。故御医用养阴清肺代茶饮以清热利咽，养阴润肺。方中生地、元参清热养阴利咽，姜栀仁、酒芩清散郁热，苏梗、枳壳条达气机。气机升降条达，则郁热易去。

（十二）清肺益阴代茶饮

【组成】细生地四钱　元参四钱　杭芍四钱　丹皮三钱　黑山栀二钱　黄芩二钱　瓜蒌三钱　浙贝二钱青连翘二钱　橘红一钱五分

【功用】清肺养阴化痰。

【主治】肺中郁热，发热咳嗽。

【按语】宣统十五年正月初一日未刻，御医请得皇上脉息左寸关平缓，右寸关略滑，乃肺热尚欠清和，予益阴清肺代茶饮调理。方中生地、元参养阴清热，黄芩、白芍清肝柔肝，防木火刑金，黑山栀、丹皮、连翘清散肺热，瓜蒌、浙贝、橘皮清热化痰。因肺热较盛，同时给予清金抑火化痰丸共清肺热。据医案记载，同日戌刻亦宗此法，水煎代茶，清泻郁热调治，正月初二，因邪热耗气伤阴，在清肺养阴的基础上，加西洋参以水煎代茶，次序分明，颇具

62

章法。

三、清热祛湿代茶饮

本类代茶饮的特点是以清热药伍以祛湿化浊之品，以求热清湿化，诸症得除。

（一）清热代茶饮（八）

【组成】蒌仁三钱　麦冬五钱_{朱砂拌}　竹茹四钱

【功用】清热化痰。

【主治】痰热上壅，气闭作抽，胸闷不爽。

【按语】乾隆二十年十二月初二日酉刻，御医崔文光请得定贵人脉息滑大，痰涎上壅，气闭作抽。元气已亏、汗出防脱，因病在痰涎郁热阻塞气机，故方用蒌仁、竹茹化痰清热，理气宽胸，朱砂拌麦冬养阴安神，以防阴伤气脱，诸药合用，以奏化痰清热、养阴安神之效。

（二）清心胃代茶饮

【组成】橘红三钱　石斛三钱　炒栀仁二钱　淡竹叶三钱　灯心三钱

【功用】清心胃之热。

【主治】心胃热饮，胸热肠鸣。

【按语】嘉庆年正月初三日，御医诊得皇上时有耳鸣，胸热肠鸣，系心胃有热，究嘉庆帝耳鸣之原因，当责之于心肾虚损，治当去其心胃之热，冀心胃热除，再补心肾。故方用炒栀仁、灯心、淡竹叶清解心胃之热，橘红理气化痰，石斛养阴生津，以防祛邪伤阴。

(三) 犀角煎代茶饮

【组成】犀角五分　灯心

【功用】清化痰热。

【主治】内有痰热,复感暑邪,烦躁口渴,抽搐身动。

【按语】嘉庆八年二月二十一日,三阿哥抽搐身动,烦躁口渴,脉息弦数,系内有痰热、复受暑气所致。御医给以此方调治。方中犀角咸寒,善清心肝之火,灯心清心利水,使邪有出路。煎汤代茶随意饮之,以急清暑热,蠲化湿饮。

(四) 清热代茶饮(九)

【组成】鲜青果三十个_{去核}　鲜芦根四支_{切碎}

【功用】清热生津利咽。

【主治】肝胃饮热,咽喉作痛,身肢有时冷热。

【按语】光绪三十一年二月初二日,老佛爷脉息左关弦数,右寸关浮滑而数,肝胃有火,肺感风热,上腭咽喉作痛,身肢时有冷热。御医给予清热化饮之法调理,同时,以此代茶饮助汤药清热解毒,利咽止痛。鲜青果入肺胃经,善清肺利咽,鲜芦根清热生津,水煎代茶取其轻清之性,以清解咽腭热毒。

(五) 加味三仙饮(二)

【组成】焦三仙各一钱　橘红一钱　霜桑叶三钱　甘菊二钱　淡竹叶一钱　羚羊六分

【功用】清热化湿。

【主治】肝胃有火,湿热未清,纳呆泛恶,烦热不宁。

【按语】据清宫医案载,光绪三十一年六月十九日,老佛爷脉息左关沉弦稍数,右寸关滑而近数。肝胃有火,湿热未清,御医先予清热化湿之方药加减治疗,病势稍挫。六月二十一日,老佛爷仍肝胃有火,湿热未尽,故用加味三仙饮水煎代茶,以清化湿热,消导和中。方中橘红、焦三仙理气和胃化湿,霜桑叶、甘菊、羚羊角清解肝胃郁热。诸药合用,并奏清热化湿之效。

(六)清热代茶饮(十)

【组成】桑叶一钱五分　灯心一子　竹茹三分　生薏米二钱　鲜青果三个

【功用】清热化湿。

【主治】湿热内蕴,纳呆体倦胸闷。

【按语】本方见于光绪三十一年总管医案。据医案记载,总管原属肝胃不和、蓄湿生热之证,御医以和肝调脾之法治之,病情好转,惟湿热未尽,故以此方代茶饮以清化湿热。方中生薏米、灯心、青果清热化湿,竹茹清热和胃,桑叶疏肝理脾清热。诸药合用,共奏清热理脾化湿之效。

(七)清咽化痰代茶饮

【组成】元参一钱　黄芩一钱　牡丹皮二钱　霜桑叶二钱　麦冬二钱　橘络一钱　生栀子八分　生白芍一钱　引用鲜芦根三钱

【功用】清热化湿,利咽化痰。

【主治】肝胃郁热上炎,痰多咽痛。

65

【按语】宣统十三年正月十一日,宣统帝脉息两关滑数,肝胃郁热上蒸,痰多咽痛,御医给予此代茶饮调治。方中黄芩、生栀子清热燥湿,白芍、丹皮清肝平肝,元参、麦冬养阴清热,橘络、桑叶清肺化痰,重用鲜芦根三钱为引,以其善清肺热,且能生津。诸药合用,以清肝胃,利咽化痰。

四、清热消导和胃代茶饮

本类代茶饮是清热药配以消导和胃之品,消导积滞以助清热。

(一) 清热和胃代茶饮(一)

【组成】竹茹三钱　麦冬三钱　小生地三钱　花粉三钱　赤苓三钱　神曲三钱　焦楂三钱　谷芽三钱　灯心五十寸

【功用】清热和胃。

【主治】胃有积热,气失和降,胸膈满闷,胁肋胀痛,身肢倦软。

【按语】道光三年四月初十日,皇后脉息浮数,发热恶寒,胸膈满闷,胁肋胀痛,身肢倦软,系内停饮热外受风凉之证。经服疏解化饮之剂后,脉息和缓,诸症渐好,惟余热不净,胃气欠和。十二日又予本代茶饮清热和胃以善其后。方中竹茹、赤苓、灯心清热利水,神曲、焦楂、谷芽消滞和胃,麦冬、生地、花粉顾护胃阴,诸药合用共奏清热化饮、导滞和胃之效。

（二）平胃清上代茶饮

【组成】霜桑叶二钱　甘菊二钱　焦三仙各二钱　车前子三钱_{包煎}　青竹茹二钱　橘皮二钱　明天麻一钱五分

【功用】清热和胃。

【主治】肝胃饮热，眩晕，胸膈不爽，口干微渴，小便不畅。

【按语】光绪三十二年十一月十三日，御医请得皇上脉息左关弦数，右关滑数，头作眩晕，胸膈不爽，口干微渴，小水不畅，系肝胃蓄有饮热所致，故以此代茶饮调之。方中甘菊、天麻清肝平肝，桑叶清肺肃肺，肺清其气得以肃降，则饮热易去，焦三仙、橘皮理气化湿和胃。诸药合用水煎代茶，以取其清热和中之效。用桑叶清肺调气，取焦三仙消导和胃，气清胃和，则饮热自去，颇具特点，值得效仿。

67

（三）清热舒化代茶饮

【组成】焦三仙各二钱　莲子心六分　寸门冬二钱　鸡内金二钱　鲜竹叶十五片　鲜青果二枚

【功用】清热和胃。

【主治】肺胃余热未尽，咽嗌不爽。

【按语】此方见于宣统三年十月初九日宣统帝医案。据初八日医案记载：皇帝肺胃有热，其气稍有不和、咽嗌微黏、声音欠爽。御医用清热和胃之法调理，次日皇上诸症悉愈，精神起居如常。恐其余热未尽，故用此代茶饮调治。方中莲子心、麦冬养阴清热，竹叶清热利水，鲜青果善清肺胃。诸药合用,以清热养阴和胃。此善后之法,深得治病之道。

(四) 清热和胃代茶饮(二)

【组成】陈皮一钱　竹茹六分　蒌皮二钱　麦冬二钱　石斛二钱　条芩一钱　元参二钱

【功用】清热养阴和胃。

【主治】胃中有热,饮滞内停,头晕倦怠呕恶,腹满口干。

【按语】此方乃宣统八年七月十一日宣统帝清肺胃余热,养阴和胃善后之方。七月初九日医案记载,皇帝心肺有热,停蓄暑饮,兼受风凉,御医先以清暑疏解化饮,继以清热和中化滞法调理,药后皇上诸症悉愈,惟胃气尚欠调畅,故以此代茶饮调理以善其后。方中麦冬、石斛、元参清热化饮,陈皮、竹茹理气和胃养阴,黄芩、蒌皮清热燥湿。热邪伤人,必及阴液,邪却之际,善后必采养阴清热之法,阴液复,则余热易去;若一味苦寒清热,阴液劫伤,余热亦难解。

(五) 清热平胃代茶饮

【组成】生地三钱　丹皮二钱　寸门冬三钱　杭芍一钱五分　竹茹二钱　青皮二钱　金石斛一钱　生草六分

【功用】清热养阴,理气和胃。

【主治】胃中有热,咽干作渴。

【按语】此方见于宣统九年九月初五日宣统帝医案。

据其记载,皇上原系邪热内郁肺胃证,御医用清解之法调理,诸症好转。惟右关脉稍数,胃肠余热未尽,故用此代茶饮调治。方中生地、寸门冬、石斛清热养阴护胃,丹皮清透热邪,青皮、杭芍理气疏肝,甘草调和诸药。据以后几日医案记载,御医亦宗此法调理。热病之后胃气多有不和,养阴和胃清热之法,用之颇当。

(六) 清胃和肝代茶饮

【组成】黄芩一钱　知母一钱　元参一钱五分　麦冬二钱　扁豆二钱　杭芍一钱五分

【功用】清肝和胃。

【主治】肝胃饮热,腹痛,咽喉作痛。

【按语】宣统十四年闰五月二十二日,皇上脉息左寸关稍弦,右寸关微大,腹痛作鸣,系肝胃饮热所致。治用黄芩、杭芍、知母清泻肝胃,元参、麦冬养阴清热利咽,扁豆健脾和胃,水煎代茶,取其轻清散热,以免苦寒滋腻碍脾胃运化。

五、清心安神代茶饮

(一) 清心代茶饮

【组成】炒枣仁六钱　灯心一钱

【功用】清心除烦。

【主治】血虚有热,心烦失眠。

【按语】乾隆四十九年八月十八日,御医诊得十五阿哥福晋脉息弦数。系血虚有热,心神不宁,御医给以滋阴育神汤调治,同时配炒枣仁、灯心水煎代茶,以清心宁神。

养阴血取其味厚,清心热取其轻清之性,分时调服,寓意深奥。

(二) 清热代茶饮(十一)

【组成】酒芩一钱五分　灯心一子　竹叶十片

【功用】清解郁热。

【主治】心肺郁热,烦热不宁。

【按语】道光四年十二月十一日,全贵妃脉息浮滑,头痛身痛,烦热胀满,系妊娠肝胃热盛,感受寒凉所致。经服药治疗,诸症均减。十四日惟心肺余热未清,故予酒芩、灯心、竹叶煎汤代茶,以清解余热。

六、清热止血类代茶饮

清热止血代茶饮

70

【组成】藕节七个　菊花炭一钱五分　牡丹皮一钱五分　炒山栀一钱　焦白芍一钱五分

【功用】清热凉血宁血。

【主治】邪热内滞,口干不多饮,头晕身热心烦。

【按语】清宫医案记载,光绪年四月初一日未刻,御医请得皇上脉息右寸稍大,证属血热上浮。御医以清胃降逆、凉血止血汤药调治,同时,用此代茶饮辅助清热凉血宁血。方中藕节、菊花炭、牡丹皮、炒山栀清热凉血止血,焦白芍清热养阴和营,水煎代茶随意服用,以助清热凉血宁血之效。

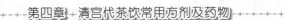

《第四节　除湿类代茶饮》

清宫医案中记载的除湿类代茶饮大致可分为四类：①祛湿和胃类，药用苍术、陈皮、半夏等；②清热化湿类，药用山栀、黄芩、黄连等；③利水渗湿类，药用茯苓、猪苓、泽泻等；④祛风胜湿类，药用荆芥、羌活、白芷等。

一、祛湿和胃类代茶饮

（一）加味平胃代茶饮

【组成】苍术一钱　厚朴一钱　陈皮一钱五分　抚芎八分　香附二钱　生甘草三分

【功用】燥湿和胃，理气健脾。

【主治】湿困脾胃，气机阻滞，胸腹满闷，不思饮食，恶心口黏，头重肢倦。

【按语】本方见于嘉庆二十四年二阿哥福晋医案。四月初四日，二阿哥福晋进服加味平胃代茶饮二分，医案中虽未记载症状，观前后医案，病人尚有头闷、腹满纳呆、口渴不欲饮、肢体困倦等湿邪困阻、气机不宣之症，方中平胃散燥湿理气和胃，香附、抚芎疏肝理气调血，盖水湿全赖气之运化，疏达肝脾，气机升降如常，则湿邪易去。

（二）清胃化湿代茶饮

【组成】厚朴一钱五分　于术一钱五分　陈皮一钱五分　甘菊二钱　天麻一钱　法夏一钱五分　赤苓二钱

【功用】健脾化湿，祛痰熄风。

【主治】脾胃湿困,清阳不升,浊阴不降,动则头晕目眩、心烦、肢软无力等。

【按语】本方见于光绪皇帝医案。光绪某年四月初六日,御医庄守和诊得"皇上脉息左寸浮弦,右寸关滑缓。胃气欠和,湿饮不净,动则头仍眩晕,时或懊憹"。给予清胃化湿代茶饮调理。此方乃以平胃散合半夏白术天麻汤化裁。取平胃散理气和胃,用半夏白术天麻汤健脾燥湿,化痰熄风。方中半夏、天麻二味善于祛痰熄风,历代医家治眩晕头痛多善用之。程钟龄曰:"有湿痰壅遏者,书云头旋眼花,非天麻半夏不能除是也。"

(三)清胃利湿代茶饮

【组成】天麻一钱　法夏二钱　陈皮一钱五分　甘菊二钱　桑叶二钱　川芎一钱五分　藿梗一钱　竹茹二钱

【功用】清热燥湿,除痰止晕。

【主治】湿热上扰,头晕目眩,心中烦躁不安。

【按语】光绪某年四月初七光绪皇帝头晕,动则发作、加重,时有懊憹,御医庄守和诊其为"胃经湿饮未清,上焦浮热不净",予以清胃利湿代茶饮调服。方中半夏、陈皮、竹茹、藿梗健脾化湿除痰,甘菊、桑叶清上焦浮热,天麻平肝熄风止晕。诸药合用,清热燥湿,化痰止晕,四月八日宗此方加减调理,切中皇帝病机。

(四)清化代茶饮(一)

【组成】荆穗八分　甘菊二钱　桑叶二钱　陈皮一

钱　谷芽三钱　神曲二钱　竹茹一钱五分　甘草八分

【功用】健脾化湿,清热疏邪。

【主治】上焦有伏热,中焦有痰湿,湿热上扰,头晕时作,心烦易怒。

【按语】光绪某年四月初十日,光绪皇帝仍时有头晕,脉左部和平,右关滑缓。据清宫医案记载,光绪皇帝原系胃经湿热,上焦有热之证,用清热化湿法调治,湿邪得却,上焦邪热未去,故予清化代茶饮调治以化湿清热散邪。方中陈皮、神曲、竹茹健脾化湿,消食除痰,荆穗、甘菊、桑叶疏散上焦热邪。中焦痰湿,上焦伏热,治以疏清伏热,兼顾里湿,此方水煎代茶,清轻散热,兼顾中焦痰湿,深得用药之妙,祛中焦痰湿用谷芽、神曲消导和胃,俾胃消脾运,湿邪易去,亦为清宫医案调治中焦湿痰的重要特点。

73

(五) 平胃化湿代茶饮(一)

【组成】陈皮二钱　茅术一钱五分　赤苓三钱　半夏二钱　甘菊二钱　桑叶二钱　灯心三子

【功用】健脾燥湿,清肝泻热。

【主治】肝胃湿热内盛,头晕、口渴、口苦。

【按语】光绪三十二年十一月十六日,光绪皇帝头晕、口渴,脉左关弦数,右关滑数,御医李德昌予以平胃化湿代茶饮内服。方中选用陈皮、茅术、赤苓、半夏健脾燥湿和胃,甘菊、桑叶、灯心清肝泻热利湿,桑叶又善清肺热,肺清其气得降,湿邪亦易去,祛湿运中,清肃肺脏,深得气机生化之理。

（六）加味平胃化湿代茶饮

【组成】陈皮二钱　茅术二钱　赤苓四钱　半夏二钱　甘菊三钱　桑叶二钱　芦根二支　灯心三子

【功用】化湿和胃，散热平肝。

【主治】肝胃湿热未清，头晕，口渴不欲饮，或有口苦、溲短赤等。

【按语】光绪三十二年十一月十七日，光绪皇帝仍有头晕、口渴等症，御医李德昌给予上方调治。方中陈皮、茅术、半夏健脾化湿和胃，赤苓、灯心、芦根清利湿热，甘菊、桑叶疏散肝热。诸药合用，清热化湿，和胃平肝，则诸症可愈。

（七）平胃化湿代茶饮（二）

【组成】茅术一钱五分　厚朴一钱五分　陈皮一钱　神曲二钱　法夏二钱　竹茹一钱五分　甘草七分　生姜汁五六滴

【功用】健脾和胃，理气化湿。

【主治】水湿内滞，胃气上逆，腹部胀痛不思饮食，恶心、吐酸。

【按语】本方见于光绪皇帝医案。光绪年六月初二光绪皇帝出现胃胀疼痛、不欲饮食、呕吐酸水、身肢软倦等症，御医庄守和、杨际和诊其脉左寸关弦软而数，右寸关滑数力弱，尺部仍软，辨其为"脾虚胃软，停饮不化，肝郁湿热"。方以茅术、厚朴、陈皮理气化湿，法夏、竹茹、生姜、神曲和胃降逆。诸药合用，共奏理气祛湿，和胃降逆之效。

（八）清解除湿代茶饮

【组成】蔓荆子二钱　甘菊二钱　陈皮一钱　云苓三钱　炒谷芽三钱　神曲二钱　薏米四钱

【功用】理脾化湿，疏风止痛。

【主治】脾胃湿滞，外感风寒，头痛、恶寒发热、口黏恶心、肢体倦怠、不思饮食。

【按语】本方见于光绪皇帝医案。光绪某年二月初五日，光绪皇帝外感三日后仍头痛，观前后医案，知病人属脾虚湿滞，风寒未解之证，御医给予本代茶饮调治。方中陈皮、云苓、薏米理脾化湿，炒谷芽、神曲消食和胃，蔓荆子、甘菊去头风、止头痛，诸药合用，理气化湿，疏风止痛，切合皇帝病机。

（九）清解化湿代茶饮（一）

【组成】荆芥一钱　竹茹二钱　厚朴二钱　赤苓三钱　川芎一钱五分　降香八分　广砂八分　腹皮三钱　赤芍二钱　白术一钱五分　白芷一钱五分　蒌仁二钱　生姜二片　藿梗一钱

【功用】理气化湿，疏风止痛。

【主治】内有湿热，外感风寒，头痛、发热恶寒、恶心、心烦、不思饮食等。

【按语】本方见于光绪皇帝医案。光绪某年二月二十日，光绪皇帝"外受风凉，内停饮热以致头痛作呕，胸中懊侬，饮食不香"。御医萧德琳予以上方调治。方中茯苓、白术、厚朴、藿香、生姜健脾化湿和胃，荆芥、川芎、白芷解表止痛，降香、赤芍理气活血，竹茹、蒌仁清热化痰。

诸药并用,解表化湿,肺胃同治,气血并调,切中皇帝病机。

二、清热化湿类代茶饮

(一) 花粉苓通代茶饮

【组成】花粉三钱　赤苓三钱　木通二钱　竹茹三钱　麦冬三钱

【功用】清热利湿,养阴生津。

【主治】湿热内滞,头闷身痛,不思饮食,恶心、口苦等。

【按语】本方见于祥妃医案。道光三年十二月初六日,祥妃头闷身酸,发热恶寒皆好转,脉搏和缓。御医郝进喜予此代茶饮以清化湿热去除余邪。方中茯苓、木通通利小便,使热有出路,花粉清热养阴生津,麦冬滋阴,竹茹清热和胃。湿热内滞,胃气多有不和,清热化湿药又多苦寒,亦易伤胃,竹茹性甘微寒,清热化湿且又和胃降逆,故清廷御医每多用之。

76

(二) 益气代茶饮

【组成】麦冬五钱　沙参三钱　元参二钱　赤苓块三钱　丹皮二钱

【功用】清利湿热,益气养阴。

【按语】道光二十七年四月二十二日,七阿哥患痘疹皮肤瘙痒,有所减轻,精神饮食尚可,御医乐泰等人认为证属气血未复、皮肤湿热,予益气代茶饮内服。方中麦冬、玄参、沙参清热养阴,茯苓清热利湿,丹皮清透邪热,

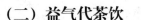

湿热一去,则气血自复,故名"益气代茶饮"。

(三) 除湿代茶饮(二)

【组成】木香五分　陈皮二钱　炒栀三钱　木通一钱五分　白芍一钱五分

【功用】清热利湿,理气调营。

【主治】湿热内滞,口渴不欲饮,皮肤斑疹瘙痒,小便短赤等。

【按语】咸丰某年七月二十日,懿嫔脉浮涩,证属湿热内滞,毒伤血分,用除湿代茶饮送调经丸早晚各服二钱。方中山栀、木通清利湿热,陈皮、木香理气宽中,白芍养阴利水,且能活血和营,易于血分透解邪毒。诸药水煎代茶送服调经丸,共奏清利湿热,活血调营之效。

(四) 清热化湿代茶饮(二)

【组成】鲜芦根二支切碎　竹茹一钱五分　焦楂三钱　炒谷芽三钱　橘红八分　霜桑叶二钱

【功用】清热化湿,消食和胃。

【主治】湿热中阻,胸膈不畅,恶心,头晕,肢倦纳呆。

【按语】光绪三十一年正月十二日,老佛爷(慈禧皇太后)内服清热化湿代茶饮一付。观前后医案,病人当有头晕目眩、胸膈不畅、恶心、手心出汗、身肢懒倦等症。方中芦根、竹茹清利湿热;橘红、焦楂、炒谷芽理气宽中消食和胃;桑叶清肃肺气,肺居上焦,为水之上源,其气清降,则湿热易除。

（五）银花扁豆代茶饮

【组成】金银花三钱　白扁豆四钱　竹叶卷心二钱
莲子心二钱　鲜藕五片

【功用】清利湿热。

【主治】肝胃有火，湿热未清，口干口苦，心烦易怒，
不思饮食，腹胀满闷。

【按语】本方出自光绪年懿嫔医案。光绪三十年六
月十六日，御医姚宝生诊得老佛爷脉左关沉弦稍数，右寸
关滑而近数，证属肝胃有火湿热未清，予此代茶饮合清热
化湿汤药内服。方中金银花、竹叶卷心、莲子心、鲜藕清
利肝胃之火，白扁豆健脾化湿。辛凉甘淡渗湿集合一方，
水煎代茶，轻清之性，既能宣散郁热，又能渗化湿邪，且无
苦寒伤胃之弊，用药颇具特色，值得效仿。

78

（六）腹皮麦冬代茶饮

【组成】腹皮一钱　麦冬三钱　花粉三钱　赤苓三
钱　竹茹一钱五分

【功用】清热化痰，理气化湿。

【主治】热滞肺胃，痰湿内蕴，胸腹满闷咳嗽、咳痰。

【按语】本方见于丽皇贵妃医案。同治元年四月十
四日，丽皇贵妃服腹皮麦冬代茶饮一帖。观前后医案，病
人当有咳嗽咳痰、头痛发热等症。证属痰湿内阻，热伤肺
胃。方中腹皮、茯苓理气化湿，麦冬、花粉清热养阴生津，
竹茹清热化痰和胃。诸药合用，共奏理气化湿，清热养阴
之效。

（七）清解化湿代茶饮（二）

【组成】薄荷一钱　荆芥二钱　防风三钱　羚羊角二钱　酒连一钱五分　次生地四钱　炒青皮三钱　酒军一钱五分　酒芩三钱

【功用】疏风解表，清热化湿。

【主治】肝肺胃湿热，外感风邪，舌边糜烂，咽喉肿痛等。

【按语】光绪二十二年十二月初七日，皇上脉息左关弦数，人迎稍浮，右寸关沉滑而数，舌左边糜烂肿痛，连及左项稍肿胀木，证属肝肺胃三经有热，湿郁熏蒸，外感风邪之证。御医用本代茶饮结合清热解毒，祛湿化瘀药调治。方中薄荷、荆芥、防风疏散表邪，又可引药上行；羚羊角善清热毒、散肝热；黄连、黄芩酒制去其苦寒之性，行其燥湿化湿之力；酒军清热解毒，活血散瘀；青皮、郁金理气活血。诸药合用，外可解表，内可清热解毒，理气活血散瘀，初八日医案记载，风邪亦解，肿势渐消，说明方药切证。

（八）清热泻湿代茶饮

【组成】薄荷一钱五分　生地四钱　元参三钱　赤芍三钱　羚羊二钱　酒芩三钱　苦梗三钱　酒连一钱五分　青皮二钱　酒军一钱　连翘三钱　银花三钱

【功用】清热利湿解毒。

【主治】肺胃热盛湿郁，气血瘀阻，咽喉肿痛，口舌糜烂等。

【按语】本方为光绪二十年十二月初八日光绪帝用方。经初七日调治，皇帝风邪已解病势稍挫，惟热毒仍在,御医改用此代茶饮调治。此方为初七日方去疏风解表的荆芥、防风,加玄参以养阴清热,散结解毒,银花、连翘清热解毒,赤芍凉血和营解毒。初九日,方去酒军,加醋柴代茶为饮,以增强疏散热毒之力;同时结合漱药调理。纵观此三日医案,先是疏风解表,清热解毒化湿,表去则力专清解湿热邪毒,恐邪热伤阴,加元参以养阴清热,热势挫恐热毒结滞难解,加醋柴以疏解邪热。用药次序井然,深谙疾病治疗规律,值得效仿。

(九)清上利湿代茶饮

【组成】酒胆星一钱五分　蔓荆子二钱　花粉三钱酒当归二钱　次生地三钱　石菖蒲二钱　柴胡一钱五分青皮二钱　泽泻二钱　甘草一钱

【功用】清肝利胆,化湿清热。

【主治】肝胃湿热内盛,气滞不畅,头目昏眩,耳聋、耳痒,口干欲饮,纳呆,小便短涩。

【按语】本方见于光绪皇帝医案。光绪年正月二十四日,光绪皇帝出现耳鸣、听力减退,左颊起有小疱,口干作渴,小便欠畅,脉左关弦,右关滑数。御医李德昌认为其"惟肝胃饮热未清,时或熏蒸",予以清上利湿代茶饮口服。方中酒胆草清泻肝胆,柴胡、青皮疏肝理气,泽泻、石菖蒲清化湿热,当归、生地养阴清热以防邪热伤阴,诸药合用,共奏清泻肝胆,化湿清热之效。

(十)清热化湿代茶饮(三)

【组成】甘菊二钱　桑叶二钱　酒芩一钱五分　川

芎一钱五分　神曲三钱　谷芽三钱　藿梗一钱　竹茹一钱五分

【功用】清泻肺胃，消食化痰。

【主治】肺胃湿热，痰食内阻，咽干口渴不思饮食、恶心、烦躁等。

【按语】本方见于光绪某年二月十六日医案。光绪皇帝晨起头晕，稍有心中懊恼，脉左寸关弦数，右寸关滑缓。御医庄守和认为证属"肺胃蓄有湿热"，予清热化湿代茶饮内服。方中酒芩、甘菊、桑叶清泻肺胃湿热，藿梗、竹茹清热化痰，神曲、谷芽消食导滞，川芎引药上行。二十七日清宫医案记载，皇帝服药后诸证俱减，惟湿热内滞难化，小水欠利，御医去谷芽、藿梗、竹茹，加用清热利水的赤苓、泽泻、益元散水煎代茶，以取清热利水之效。以后几日，御医恐湿热或渗利诸药伤阴，又于方中加入养阴清热而不滋腻的养阴药麦冬、花粉，水煎代茶调理，随证加减，因病施治，次序井然，值得认真研究。

（十一）和胃化湿代茶饮（一）

【组成】赤苓三钱　猪苓二钱　泽泻二钱　车前子三钱　竹茹二钱　花粉三钱　生地三钱　炒谷芽三钱

【功用】清热利湿，消导和胃。

【主治】湿热内滞，清阳不升，头晕，口黏消渴，纳差，神疲肢倦，恶心等。

【按语】本方出于光绪皇帝医案。光绪某年六月初三日，光绪皇帝头晕微疼，口黏消渴，谷食不香，身肢酸倦，证属热邪未去，胃蓄饮滞，予清解化湿去饮方药调治。

六月初六,光绪皇帝"诸症俱好,惟胃气稍有欠和,余湿不净",脉左关弦缓,右寸关滑缓。御医杨世保予本代茶饮以和胃化湿。方中茯苓、猪苓、泽泻、车前子清热利湿化饮,花粉、生地、竹茹清热养阴和胃,炒谷芽消食导滞,用药切中皇帝病情。

(十二) 平胃化湿代茶饮(三)

【组成】霜桑叶二钱　甘菊二钱　赤苓三钱　车前子三钱　橘皮二钱　腹皮二钱　灯心三子

【功用】清肝和胃,健脾利湿。

【主治】肝胃湿热头晕目眩,口渴不欲饮,小便短涩不畅等。

【按语】光绪三十二年十一月十四日,光绪皇帝"脉息左关弦数,右关沉滑","头晕口渴,小水不畅",御医李德昌辨其为"肝胃湿热未净,时或熏蒸",予以平胃化湿代茶饮调理。方中陈皮、茯苓健脾化湿,车前子、灯心、大腹皮清利湿热,桑叶、甘菊疏散肝热,诸药合用,共奏清肝和胃,化湿运脾之效。

(十三) 抑火化湿代茶饮

【组成】元参三钱　生地三钱　花粉三钱　陈皮二钱　赤苓四钱　石斛三钱　竹茹三钱　桑叶二钱

【功用】清热利湿,养阴生津。

【主治】肝胃湿热熏蒸,头晕目眩,口干欲饮,咽喉疼痛。

【按语】本方见于光绪皇帝某年十一月二十日医案。

十九日，皇帝肝胃饮热，稍感风凉，头痛，眩晕，口中干黏，身肢发寒，御医给疏风清上化湿饮调理，服药后表寒解，惟肝胃饮热留滞，时或熏蒸，头晕口渴。表邪解则专清里邪，御医用元参、生地、花粉、石斛清热养阴，陈皮理气化湿，赤苓清热利湿，竹茹清热和胃化饮，桑叶清宣肺热，清水之上源。诸药组成抑火化湿代茶饮，清热化湿，养阴生津，切合皇帝病情。

（十四）理脾清化代茶饮

【组成】茯苓三钱　野于术一钱　杭芍二钱　厚朴一钱　橘皮二钱　青竹茹二钱　花粉三钱　枳壳一钱五分　甘菊二钱　酒胆草一钱五分　灯心三子

【功用】清热化湿和胃。

【主治】肝胃湿热未清，头晕目眩，恶心，纳呆，腹胀，口渴不欲饮。

【按语】光绪某年十一月二十九日，皇上肝胃素蕴湿热，眩晕，胸膈不爽、懊侬，口干作渴，经予和中清化饮调理，病势见好。但饮湿仍在，余热未净，御医用理脾清化代茶饮以清化湿热，疏解余邪。方中茯苓、于术运脾化湿，甘菊、胆草、白芍清肝柔肝，泻热化湿，厚朴、橘皮、枳壳宽中理气化湿，青竹茹清热和胃化饮，花粉养阴护津。用药切合皇帝病情，十二月初二日、初三日御医仍按此法调理，因光绪皇帝偏右头痛，初二日方中加入川芎以活络止痛，以后几日，仍宗此法清化湿热，因恐热邪日久耗阴伤津，加乌梅、麦冬等养阴生津药以养阴护津。至十二月初六日，皇帝病情好转，惟饮热未消，御医以养阴清热化

83

湿诸药熬煎成膏内服,以善其后。观此医案,用药因病阶段而异,紧扣病机,值得效仿。

(十五) 清上化湿代茶饮(一)

【组成】甘菊二钱　桑叶二钱　花粉三钱　陈皮二钱　竹茹二钱　车前子三钱　猪苓二钱　灯心三子

【功用】清热利湿,生津止渴。

【主治】肺热脾湿,咽干口渴,纳呆、恶心,头晕、肢倦乏力等。

【按语】本方见于光绪皇帝医案。光绪某年十二月十九日光绪皇帝脾胃饮热,头晕口渴,御医以止渴抑火化湿法调理。二十五日,光绪精神寝食俱好,惟饮热未清,御医用此代茶饮清化饮热。方中甘菊、桑叶、花粉清解上焦热邪,且可生津止渴,车前子、猪苓、灯心清热利水,引热下行,竹茹、陈皮理气清热和胃,诸药合用,清上以使肺气清肃,金水下利;利下小水得通,引热下行;斡旋中焦,调畅气机,饮热易化。用药精练,值得效仿。

84

(十六) 清化利湿代茶饮

【组成】陈皮一钱五分　焦三仙各一钱五分　滑石三钱　甘草七分　花粉三钱　青竹茹二钱

【功用】清利湿热,健脾和胃。

【主治】湿热内困,口干渴,纳呆,小便不利等。

【按语】本方出自光绪皇帝医案。光绪某年正月十七日,光绪皇帝口干口渴,小便不利,精神饮食尚可,脉左关稍弦,右关滑缓。御医李德昌给予清化利湿代茶饮调治。方中陈皮理气醒脾化湿,滑石、甘草清利湿热,竹茹、花粉清热和胃,生津止渴,焦三仙消食导滞。据三十日医案记载,皇上诸症俱好,惟有时口渴,小水不畅,说明方药见效。饮热去,而感口渴小水不畅,是津不化气之证,御医改用利湿代茶饮,方用石斛、花粉养阴生津止渴,竹茹清热和胃,灯心清热利水,引热下行,名曰利湿代茶饮,实则养阴生津,清热化气利湿之剂也。

(十七) 清热化湿代茶饮(四)

【组成】藿梗叶一钱五分　石斛二钱　生地四钱　焦栀二钱　旋覆花二钱　赤苓三钱　白术二钱　甘菊二钱　车前子三钱　腹皮三钱　川芎一钱五分　生草一钱

【功用】疏散风邪,清热化湿。

【主治】湿困脾土,复感风热,以致呕吐、纳呆,头痛、肢倦乏力等。

【按语】本方见于光绪皇帝医案。光绪某年二月二十一日,光绪皇帝仍右侧头痛,稍有呕吐,不思饮食,身体倦怠,脉左寸关弦数,右寸关滑数,浮象渐缓。证属"风凉稍解,解而未净,肺经饮热过盛,胃气不和",故予清热化湿代茶饮调理。方中川芎、甘菊疏风清热止痛,焦栀、赤苓、车前子清利湿热,白术、甘草健脾化湿,腹皮、旋覆花斡旋中焦气机,生地、石斛清热养阴和胃。诸药合用,疏表清里,健脾利湿,肺胃并治,切中皇上病机。

(十八) 清热利湿代茶饮

【组成】大元参三钱　知母二钱　川柏二钱　牛膝

85

二钱　赤苓块三钱　泽泻二钱　木通一钱　沉香四分

【功用】清热养阴，利湿。

【主治】肾虚湿热内阻，口渴，小便不利，肢倦乏力等。

【按语】本方乃宣统十三年八月十八日宣统皇帝用方。宣统帝系肾虚内热，又过食生冷感受风凉，御医用畅气调中，化湿热之法调治。表邪解，肾虚湿阻突出，故继用此代茶饮养阴清热，分利湿热。方中玄参、知母、川柏、牛膝滋肾阴，清湿热；赤苓、泽泻、木通清热利水，引热下行；稍佐沉香引气归元，以促肾之气化。用药切证，寓意深刻。

（十九）南薄粉葛代茶饮

【组成】南薄荷一钱　粉葛一钱　姜朴一钱五分陈皮一钱五分　淡豆豉二钱　木通一钱　泽泻二钱　赤苓三钱　鲜竹叶二十片　槟榔一钱　条芩二钱

【功用】清肺泻肝，利湿。

【主治】肺肝郁热，湿热熏蒸，头痛头晕、咽痛、口渴，咳嗽咯痰，肢倦纳呆等。

【按语】宣统十五年正月二十八日，御医赵文魁给婉容皇后此代茶饮内服。观其前后医案，病人当有头闷肢倦、咽痛、咳嗽等症状。方中薄荷、粉葛、淡豆豉、条芩清解肺热，木通、泽泻、赤苓、竹叶清热利湿，陈皮、姜朴、槟榔醒脾理气和胃。诸药合用，热去湿除，脾运恢复，诸症可愈。

86

（二十）杭芍胆草代茶饮

【组成】杭白芍二钱　胆草八分　青皮一钱五分
香附一钱五分　赤茯苓二钱　木通一钱五分　泽泻二钱
瓜蒌三钱　甘菊花二钱　桑叶一钱　黄芩一钱五分

【功用】清解肺热，泻肝利湿。

【主治】肺肝蕴热，咳嗽、咽痛，口渴口苦，小便短
赤等。

【按语】本方见于婉容皇后医案。宣统十五年二月
初八日，御医赵文魁为皇后婉容拟本茶饮。观其前后医
案，病人当有咳嗽、口干口苦、口渴咽痛、肢倦等症。方中
黄芩、胆草、木通、泽泻清利肺肝湿热，青皮、香附、白芍疏
肝柔肝解郁理气，白菊花、桑叶清肺凉肝，瓜蒌清热化痰。
诸药合用，标本兼顾，肺肝同治。

（二十一）瓜蒌青皮代茶饮

【组成】大瓜蒌二钱　青皮一钱五分　姜朴一钱
川连八分　赤茯苓三钱　木通一钱五分　泽泻二钱　新
会皮一钱五分　鲜竹叶二十片　赭石二钱　甘草三分

【功用】清热泻火，理气化湿。

【主治】湿热内阻，口渴口苦，小便短少。

【按语】本方为宣统十五年二月十三日婉容皇后用
方。医案中虽未记载脉证，据方测证病人当属肝胃有热，
湿热内阻之证。方中大瓜蒌、新会、赭石清肝泻火、平肝，
黄连清热泻火去湿，青皮、姜朴疏肝理气，赤茯苓、木通、
泽泻、鲜竹叶清热利水，引热下行，甘草调药和中。诸药
合用，共奏清泻肝胆，理气化湿之效。

三、利水渗湿类代茶饮

（一）利湿代茶饮

【组成】甘菊二钱　桑叶二钱　花粉二钱　麦冬三钱　腹皮二钱　泽泻一钱五分　三仙各二钱　薄荷七分

【功用】清热养阴，利水渗湿。

【主治】肺胃湿热，咽干咳嗽，纳呆，小便不利，口渴不欲饮。

【按语】本方见于光绪皇帝医案。光绪某年二月十九日，光绪皇帝早晨头晕、口渴、便燥，脉左部和缓，右寸关滑而稍数，御医庄守和予以利湿代茶饮调理。方中甘菊、桑叶、薄荷清肺散热，花粉、麦冬清热养阴生津，腹皮、泽泻利水渗湿，三仙消食导滞。诸药共用，清热利湿，生津止渴。

（二）化湿代茶饮

【组成】甘菊二钱　桑叶二钱　川芎一钱五分　麦冬二钱　花粉二钱　腹皮二钱　三仙各二钱　青果七个

【功用】清肺解热，利水渗湿。

【主治】肺胃湿热，头晕、口渴。

【按语】本方见于光绪皇帝医案。光绪某年二月二十日，光绪皇帝虽经清热利水诸药治疗，仍时有头晕口渴。御医庄守和认为证属"肺胃稍有饮热未清"，故予此代茶饮清解余热，渗湿化饮。方中甘菊、青果、桑叶清肺解热，麦冬、花粉养阴生津清热，腹皮行气利水化湿，三仙消导和中，川芎味辛性烈，疏风和营。诸药合用，共奏清热养阴,利水渗湿之效。

(三) 清上化湿代茶饮(二)

【组成】甘菊二钱　桑叶二钱　花粉三钱　陈皮二钱　竹茹二钱　车前子三钱　猪苓二钱　灯心三子

【功用】清热利湿,生津止渴。

【主治】湿热伤津,头晕,口渴。

【按语】本方源于光绪皇帝医案。光绪某年十二月二十五日,光绪皇帝头晕、口渴,脉左关稍弦,右关滑缓,证属饮热未清。御医李德昌予清上化湿代茶饮内服。方中甘菊、桑叶疏风清热,花粉清热生津,竹茹清热和胃化痰,车前子、灯心、猪苓淡渗利湿,陈皮理气醒脾化湿。诸药合用,上清下利,行气运中,以使热去湿化饮去,切中皇帝病机。

89

(四) 清热化湿代茶饮(五)

【组成】银柴一钱　青皮一钱　茯苓三钱　石斛三钱　麦冬四钱　桑叶一钱五分　竹叶二钱　青果七个

【功用】清热利湿,疏肝理气。

【主治】湿热内阻,气机不舒,胸胁满闷,头晕,肢倦。

【按语】本代茶饮为宣统二年五月二十七日瑾妃用方。据前后医案记载,病人证属中焦湿热,肝气不舒,御医戴家瑜予本方以清热利湿,疏肝理气。方中银柴、青果、桑叶清水之上源,使肺气清肃,湿饮易化;青皮疏肝理气;茯苓、竹叶淡渗利湿,引热下行;石斛、麦冬清热养阴。用药切合瑾妃病机。

（五）清化代茶饮（二）

【组成】川芎一钱五分　甘菊一钱五分　茅术二钱
赤苓二钱　泽泻一钱五分　木香一钱　广皮一钱五分
生草八分

【功用】清利头目，利水渗湿。

【主治】湿热中阻，头晕，腹痛，肢倦，口渴等。

【按语】本方出自珍妃医案。光绪某年三月初六，珍
妃头微作晕，早间有时腹痛，脉左关弦缓，右关滑缓。御
医杨际和认为证属"稍有余湿浮热未净"，故予清化代茶
饮内服。方中川芎、甘菊清利头目，茯苓、于术、泽泻利水
渗湿，引热下行，广皮、木香理气宽中。诸药合用，以奏清
热利湿，理气宽中之效。

四、祛风胜湿类代茶饮

（一）疏风除湿代茶饮

【组成】白鲜皮三钱　地肤子三钱　威灵仙一钱五
分　秦艽二钱　次生地三钱　酒黄芩二钱　炒枳壳二钱
蝉蜕二钱

【功用】疏风除湿，止痒。

【主治】肺胃有热，血脉湿郁，外感风邪，咽干口渴，
遍身皮肤瘙痒，手背微有浮胀。

【按语】本方见于光绪皇帝医案。光绪十二年三月
十一日，光绪皇帝"咽燥口干，周身皮肤瘙痒，手背微有浮
胀"，脉左寸浮缓，右寸关浮弦。御医庄守和认为证属"肺
胃有热，血脉湿郁，外受风邪"，予以祛风除湿代茶饮内
服。方中白鲜皮、地肤子、蝉蜕、威灵仙、秦艽祛风除湿止

痒,黄芩清热燥湿,枳壳行气宽中,生地清热养阴,兼能"通血痹"。诸药合用,共奏祛风胜湿止痛之效。

(二)和中化湿代茶饮

【组成】荆芥一钱五分　防风二钱　白芷一钱五分　甘菊二钱　茅术二钱　云苓三钱　薏米三钱　甘草六分

【功用】疏风解表,化湿运脾。

【主治】外感风寒,脾胃湿困,头晕、头痛、恶风等。

【按语】本方见于光绪皇帝医案。光绪某年正月二十九日,光绪皇帝"有时头晕、恶风,腰间作痛","脉息左部和平,右寸关滑缓"。证属外感风寒,湿浊中阻。庄守和予和中化湿代茶饮调理。方中荆芥、防风、白芷、甘菊疏风解表,茅术、云苓、薏米、甘草祛湿化浊,诸药合用,共奏散风祛湿之功。

(三)和胃化湿代茶饮(二)

【组成】薄荷一钱　荆芥二钱　蔓荆子二钱　川芎一钱五分　白芷二钱　香附二钱　元参三钱　酒连一钱　酒芩三钱　花粉三钱　枳壳三钱　焦三仙九钱

【功用】疏风解表,清热化湿。

【主治】湿热内滞,外感风邪,头疼头闷,口渴,舌起口疮。

【按语】光绪某年二月十八日,光绪帝头疼头闷,舌起口疮,口渴而黏,脉左关弦浮而数,右寸关滑数,证属湿热内滞,外感风邪,御医用本代茶饮调服。方中薄荷、荆芥、蔓荆子、白芷、川芎疏风止痛,香附、枳壳理气行滞,酒连、酒芩清化湿热,焦三仙消导和中。诸药合用,外散内清,理气调血,切合光绪皇帝病情。

(四) 加减和胃化湿代茶饮

【组成】建曲二钱　荆芥一钱五分　姜连一钱　赤苓三钱　茅术一钱五分　厚朴二钱　枳壳二钱　陈皮一钱五分　花粉二钱　蔓荆子一钱五分　香附一钱五分生草六分

【功用】疏风解表,理气化湿。

【主治】外感风邪,内有湿热,发热,恶风,头痛,头晕,咽干口渴。

【按语】本代茶饮是光绪某年二月二十九日光绪皇帝用方。经二十八日调治后,光绪皇帝仍感头晕、头痛,舌上口疮未消。证属湿热未清,表邪不尽。故御医在上方基础上加平胃散以理气燥湿。湿为阴邪,其性缠绵难去,加味平胃散理气祛湿,湿除则热孤易去。同时仍用冰硼散调敷患处,内外同治。

第五节　消导类代茶饮

宫廷之中,养尊处优,喜进膏粱厚味之品,而少于体力活动,易致饮食积滞,伤及脾胃,或则脾胃业已虚损,犹食饮无度,而常现脘满腹胀,食后嘈杂诸证。因此,宫中御医既虑行滞消导方药之力峻伤正,又欲以消食化积之法祛邪消导而除疾,故以消食化积药物为主,佐以健脾和胃之品,组成代茶饮方,代茶饮之,缓图收效。宫中消导

92

类代茶饮方剂颇多,大抵可归纳为五类:①消食导滞类,多以焦三仙为主加味用药;②行气导滞类,多用槟榔、郁金等药;③温中导滞类,常以藿香、桂枝等品伍以消导药;④清热导滞类,常用黄连、黄芩、竹茹等伍以消导药;⑤除湿导滞类,常用茯苓、泽泻之品伍以消导药。

一、消食导滞类代茶饮

(一)加味三仙代茶饮(三)

【组成】山楂二钱_焦 麦芽二钱_{炒焦} 焦神曲二钱 益元散二钱 灯心三十寸

【功用】消食导滞,和胃利湿。

【主治】食滞中州之脘闷腹胀、纳谷欠馨、嘈杂暧气等症。

【按语】消食导滞代茶饮中,大抵以焦三仙为主化裁,多用于辅助治疗。如"嘉庆朝三阿哥(和硕惇恪亲王绵恺)脉案:嘉庆八年二月二十六日,刘锺、孝承绪请得三阿哥脉息安和。偶因闭塞,似乎惊痫,由肝胃热盛,饮食为痰,致有此证。昨晚服涤痰和胃汤,诸症已好。总宜调养脾胃,饮食清淡,不能为痰,后无余症,今议用和胃保安丸常服调理(丸药方略)。代茶饮:山楂二钱_焦,麦芽二钱_{炒焦},焦神曲二钱,益元散二钱,引用灯心三十寸,两帖"。据脉案得知,三阿哥缘于痰热壅肺,以致胸满痰盛,经治疗,诸症已好,但病尚未愈,故以加味三仙饮(加益元散)为代茶饮善后调理。方中山楂消食积、散滞;神曲、麦芽消食和胃;益元散方有二,一为六一散,一为辰砂六一散,据脉案,三阿哥有"似乎惊痫"之症,分析当为后者,取其

93

利湿安神之效;灯心为利尿引经之品。本方用之代茶,除和胃消食导滞之外,尚兼有利湿镇惊之作用,于调养调后之中,有助丸药治疗之意。

(二) 加味三仙饮(四)

【组成】焦三仙各六钱　橘红二片_{老树}

【功用】消食导滞,燥湿化痰。

【主治】饮食留滞,痰浊内停,食积、伤酒者亦可用。

【按语】此代茶饮为慈禧太后晚年所用方。据脉案分析,当为御医姚宝生所拟:"正月三十日,老佛爷加味三仙饮:焦三仙各六钱,橘红二片_{老树}"。三仙饮之用量颇大,旨在导滞消积;橘红苦辛温,功能燥湿化痰,消食宽中,尚可治咳,故合而用之。因是平素代饮之方,故应用其目的是调理。

94

(三) 保元代茶饮(一)

【组成】焦曲三钱　谷芽三钱　茯苓三钱　南查三钱_肉

【功用】消食导滞,健脾渗湿。

【主治】病后体弱,食纳欠佳、胃脘腹满、大便不畅诸症。

【按语】保元代茶饮多用于病后调理脾胃之用。如嘉庆朝五阿哥脉案:"十一日,张自兴、高文溥、张宗濂、刘德成请得五阿哥喜痘八朝。浆满充足,头面周身似有结痂之象,饮食如常,今议用保元代茶饮调理,焦曲三钱,谷芽三钱,茯苓三钱,南查三钱_肉。"据查,五阿哥为皇五子惠瑞亲王绵愉,此脉案为嘉庆二十三年十二月所载,时年四岁,系五阿哥痘疹治案,经用活血助长汤、养血助浆汤、调之助浆汤之后,痘疹结痂俱顺,已近痊愈。故御医施以保元代茶饮以作善后之用,重在调理脾胃,使胃气充足,体力得复。

二、行气导滞类代茶饮

(一)行气和胃代茶饮

【组成】厚朴花一钱五分　陈皮一钱五分　茅术二钱炒　煨木香八分　焦三仙各二钱　赤芍一钱五分

【功用】行气导滞,和胃除湿。

【主治】胃脘满闷,恶心欲呕,腹中坠胀或时作痛。

【按语】行气和胃代茶饮常用于食滞气结,湿痰内停之病证者。如光绪皇帝脉案:"三月二十日庄守和请得皇上脉息和缓。证势俱好,惟肠中稍加湿郁气滞,以致腹中微觉闷坠,有时窜痛。今用行气和胃代茶饮调理。"斯时,光绪帝身体日差,经常外感风寒,此次亦感寒日久,经治疗已有好转,但其"胃气稍有欠和","腹中微觉闷坠,有时窜痛",故用行气和胃方调治。方中木香、陈皮行气和胃,焦三仙消食导滞,厚朴花既可行气,又能化湿,助茅术除湿之力;至于选用赤芍,乃在于因光绪帝眼边肿痛,以之清血热解肿痛之故,甘草则为调和诸药之用。

95

(二)加味三仙饮(五)

【组成】焦三仙各三钱　炒槟榔三钱　郁金二钱研

【功用】行气导滞,解郁消食。

【主治】脘腹胀痛，大便不爽，食纳欠佳。

【按语】本方为慈禧所用代茶饮。"四月初九日，老佛爷加味三仙饮，焦三仙各三钱，炒槟榔三钱，川郁金二钱研。"方中焦三仙消食导滞，槟榔行气消食，郁金行气解郁，三药共用达到行气导滞之效。

三、温中导滞类代茶饮

温中理气代茶饮

【组成】香附三钱　乌药一钱五分　缩砂一钱研
丁香二分　藿叶一钱五分　赤苓块三钱　厚朴一钱五分

【功用】温中健脾，理气导滞。

【主治】寒饮下注，脐腹疼痛，时有泄泻。

【按语】温中导滞类代茶饮在宫廷中应用亦属不少，温中理气代茶饮可为其代表。方中乌药、丁香温中理气，香附疏肝理气，砂仁、藿香、茯苓、厚朴化湿导滞，诸药共奏温中理气导滞之功效。组方合理，配伍得当，当获良效。如道光九年六月的全贵妃（孝全成皇后）脉案："初四月，苏钰、张新请得全贵妃脉息沉缓。原系暑湿伤脾泄泻之证，用胃苓丸调治，泄泻已止，惟肚腹绕脐微痛，此由寒饮下注所致，今议用温中（理气）代茶饮调理。"次日述腹痛减轻。

96

四、清热导滞类代茶饮

加味三仙饮（六）

【组成】焦三仙六钱　枳壳二钱　槟榔炭二钱　腹皮三钱　厚朴一钱五分炙　酒芩二钱　赤茯苓四钱　藿

梗八分

【功用】清热导滞,理气和胃。

【主治】脾胃失和,腹胀脘闷,大便秘结,小便赤短。

【按语】清热导滞类代茶饮的特点,是以导滞为主,清热为辅,主要用于内有积滞,余热未净,或因湿蕴热者。如慈禧脉案中五月二十四日,张仲元、姚宝生给慈禧拟的加味三仙饮属此类。方中三仙、枳壳、槟榔、大腹皮、厚朴相配,具有行气导滞之功效,酒芩清热,茯苓渗湿,藿梗兼具理气化浊之作用,诸药共达导滞清热化湿之目的。

五、除湿消导类代茶饮

(一)和脾代茶饮(一)

【组成】茯苓三钱　藿梗一钱五分　苍术一钱五分
厚朴一钱五分　陈皮一钱　三仙各三钱　益元散三钱

【功用】健脾除湿,导滞和胃。

【主治】脾虚食滞,纳呆脘闷,湿浊蕴热诸症。

【按语】据光绪帝脉案,"七月十八日申刻,李德昌请得皇上脉息弦滑。外感暑气渐退,呕恶嘈杂已止。惟脾元尚软,胃经湿饮不清,以致身肢疲倦,头晕口干,舌心稍有黄苔。今用和脾代茶饮一帖调理。"方中三仙、厚朴、陈皮导滞和胃,苍术、藿梗燥湿和胃,茯苓、益元散淡渗利湿。当时,光绪皇帝身体屡弱,诸病缠身,又值外中暑邪,故有发热汗出,神倦乏力,头痛懒言,恶心欲呕诸症,经治疗,其症渐缓,故御医李德昌施以和脾代茶饮,取其健脾利湿、导滞和胃之功效作善后调理,疾病得瘥。

97

（二）和胃调脾代茶饮

【组成】生于术三钱　陈皮一钱　云苓三钱　薏米四钱　炒谷芽二钱　神曲二钱　甘菊二钱　甘草八分

【功用】除湿导滞，调和脾胃。

【主治】脾胃失调而致的胃脘胀满、纳呆食滞等症。

【按语】和胃调脾代茶饮方见于光绪皇帝脉案："二月初三日，守和请得皇上脉息左部见平，右寸关滑缓。脾胃欠调，谷食消化较慢，偶有头晕。今用和胃调脾代茶饮调理。方中谷芽、神曲和胃导滞；薏米、云苓淡渗利湿，甘草调和诸药。"至于选用菊花者，恐与光绪帝头晕，用之清头明目有关。据考，光绪皇帝平素脾胃亏弱，脾胃不足，则健运失司，以致水谷不化精微，聚湿生痰，阻滞中州，则升降失和，诸症遂作。所以，本方虽为除湿导滞，实则亦寓调和脾胃之意。

第六节　祛暑类代茶饮

祛暑类代茶饮是为治疗或辅助治疗伤暑或暑温而设。暑温一般发病较急，传变快，易于伤津耗气，故此类代茶饮常作为辅助治疗或善后调理之用。宫中祛暑类代茶饮大抵可分为三类：①清气祛暑类，多用六一散、灯心等；②益气祛暑类，多用沙参、麦冬之属；③利湿祛暑类，常用竹叶、滑石诸药。当然，清宫医案中类似有祛暑作用的代茶饮尚有不少，有些较难明确分类，但从以上三类之中亦可了解其大概。

一、清气祛暑类代茶饮

(一) 清气祛暑代茶饮(一)

【组成】六一散三钱　鲜荷叶一张　白茅根三钱　竹叶三钱　灯心一圈

【功用】清气祛暑,利湿泄热。

【主治】身热烦躁,汗多口渴,小便短赤等症。

【按语】治暑原则一般说来是初用辛寒清泄热邪,进而以甘寒清热生津,终以甘酸益气敛津。但究其大旨不外清利益气生津,故王纶《明医杂著》谓"治暑之法,清心利小便最好"可谓中肯之言。本代茶饮组方颇符王氏所论。宫中御医亦多喜用清气利湿之法。如光绪某年七月初九日,所拟之皇上代茶饮即为此方。方中六一散寒滑通利,清解暑热,竹叶清心胃热邪而除烦,荷叶清气解暑而除热,灯心清热利水,苇根清热生津,诸药相合,共达清气祛暑之效。

99

(二) 清气祛暑代茶饮(二)

【组成】六一散四钱　灯心二寸　竹叶二钱

【功用】清气祛暑,利水除烦。

【主治】烦躁尿赤,口渴汗出,湿浊内停。

【按语】本方亦为皇上(光绪帝)代茶饮。与上方相比,少荷叶、苇根,而加重六一散之量,推测当时光绪帝暑热渐消(与前方同月二十七日比)。六一散,又名天小散,出自《伤寒标本心法类萃》一书,方中滑石(六分)味淡性寒,利湿清热,是为主药;少佐甘草(一分)取其和中益气,以防滑石寒利太过。六一散为治暑之常用方,于暑病夹湿者每常用之,故于本代茶饮中亦为主药,与灯心、竹叶相伍,共奏清气祛暑,利水除烦之功效。

二、益气祛暑类代茶饮

(一)益气祛暑养阴代茶饮

【组成】沙参三钱　麦冬三钱　竹茹一钱　益元散三钱

【功用】益气祛暑,养阴生津。

【主治】暑热伤气,津液受灼,口干尿赤,心烦神疲诸症。

【按语】本代茶饮具有益气生津养阴之作用,多为暑热渐清、气津耗伤而设。如道光二十七年六月十一日琳贵妃脉案:"琳贵妃脉息和缓,诸症俱好,惟饮滞稍有未净。今用调中化滞汤午服一帖,继用生津代茶饮,缓缓调服。"生津代茶饮即是本方。方中沙参、麦冬益气生津,竹茹清热除烦,益元散为六一散加辰砂,除清热利湿之外,尚具镇心安神之功,故诸药配合可达清暑热而益元气之目的。

100

(二)益气祛暑清热代茶饮

【组成】金银花三钱　白扁豆四钱　竹叶卷心二钱莲子心一钱　鲜藕五片

【功用】益气祛暑,清热利湿。

【主治】暑邪未尽,湿热未清,而致头晕心烦、面赤气粗、口渴欲饮、自汗神倦诸症。

【按语】据光绪三十一年六月十六日慈禧脉案："六月十六日,姚宝生请得老佛爷脉息左关沉弦稍数,右寸关滑而近数,肝胃有火,湿热未清。今用清热化湿之法调理(方略)。六月十六日,益气理脾开胃,清暑利湿,升清降浊:金银花三钱,白扁豆四钱,竹叶卷心二钱,莲子心一钱,鲜藕五片,水煎代茶。"可知此代茶饮是为益气理脾、清暑利湿而施。方中白扁豆健脾益气,淡渗利湿;金银花清热解毒,辛凉散热;竹叶、莲子心清心热而除烦,鲜藕止渴生津。诸药配伍可达益气祛暑、清热利湿之效。斯时慈禧太后已是古稀之年,身体渐衰,具有思忧之伤,故御医姚宝生于用清热化湿汤治其"肝胃有火"之同时,佐以此代茶饮,主症次症同治,乃养正祛邪之法。

三、利湿祛暑类代茶饮

(一)淡渗利湿祛暑代茶饮

【组成】天花粉三钱　寸冬二钱　石斛二钱　连翘二钱　生石膏四钱　知母二钱　竹叶二十片鲜　泽泻二钱　寒水石三钱　甘草三分

【功用】利湿祛暑,清热育阴。

【主治】身热烦渴,汗多溺少,身重烦闷等症。

【按语】本代茶饮方仍宗治暑"清心利小便"之旨,方药以淡渗利湿为主。如光绪某年六月十一日代茶饮即是此方。方中天花粉、寸冬、知母、石斛育阴清热生津止渴,寒水石、竹叶、泽泻淡渗利湿,连翘清热解毒,生石膏清热除烦,甘草调和诸药,以防寒凉之弊。本方亦是仿三石汤意,重在利湿清暑,以解暑湿之邪。

（二）胃苓代茶饮

【组成】苏梗叶一钱　腹皮一钱五分　猪苓一钱　泽泻一钱五分　赤茯苓二钱　桔梗一钱五分　苍术八分炒焦　厚朴二钱制　陈皮一钱五分　六一散二钱　灯心三十寸　薏苡仁四两

【功用】利湿祛暑，健脾止泻。

【主治】暑湿伤脾而致腹痛作泄、身热神倦、烦躁纳呆诸症。

【按语】本方即五苓散与平胃散加减合方，旨在治疗暑邪为寒湿所遏之证，故用药稍辛温以散寒湿，合以利湿透邪之品。如嘉庆二十一年六月五日阿哥之脉案："十九日赵璧请得五阿哥脉息浮数，原系暑湿停滞之症，以致腹胀便泻，身体微热，今用胃苓代茶饮调理。苏梗叶一钱、腹皮一钱五分、猪苓一钱、泽泻一钱五分、赤茯苓二钱、桔梗一钱五分、苍术八分炒焦、厚朴二钱制、陈皮一钱五分，引用六一散二钱、灯心三十寸、薏苡仁四两。"实则胃苓代茶饮，即是五苓散合平胃散去甘草，另加苏梗叶辛温透表，散寒除湿，大腹皮行气利水，桔梗宣肺祛痰，亦可疏通肠胃。引用六一散、灯心二味亦在于利湿祛暑，惟薏苡仁用量达四两之多，在宫中代茶饮用药量中少见，推测以之熬水后再煎其他药当茶，其用意有二，一则加强淡渗利湿之功，二则取其健脾止泻之效。

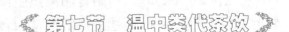

第七节　温中类代茶饮

温中类代茶饮运用温中祛寒法，具有温里和中之功效,主治中焦虚寒证。脾胃居于中州,脾主运化,胃主受纳,两者互为表里,具有运化输布精微,升清降浊之功能。宫中患病,以脾胃病居多,此或由于素体孱弱,脾胃不健,或由于膏粱厚味饮食,易损中阳,中阳虚衰则运化失职,升降失常,寒湿内生。因此,御医治疗之时,认为调理中州脾胃至关重要。温中类代茶饮是温里和中方法之一,大体可分为三类:①益气温中类,多以人参、黄芪、肉桂为主用药;②缓中温中类,多以红枣为主用药;③和胃温中类,以干姜、伏糖姜为主用药。

一、益气温中类代茶饮

参桂代茶饮

【组成】人参二钱_{去芦} 肉桂四分_{去粗皮} 黄芪三钱 炙甘草八分

上药共为细面,每服五分,福元汤调服。

【功用】益气温中。

【主治】气血素亏,复因劳碌伤气,湿伤荣分。

【按语】温中类代茶饮中,以益气温中类应用较广,多用于病后调理。如道光九年十月全贵妃(孝全成皇后)脉案:道光九年十月二十日,苏钰请得全贵妃脉息滑缓。原系气血素亏,湿伤荣分。今因劳碌伤气,以致旧症渐作,气怯肢软。连服补气养血之剂,症热稍减,气血渐强。惟腰膝酸沉,此由荣分湿盛所致,故用人参养荣汤加减。十月二十一日,又拟益气养荣汤加减一帖。二十二日,苏钰请得全贵妃脉息安平,诸症渐好。暂止汤药,拟用参桂代茶饮:人参二钱_{去芦}、肉桂四分_{去粗皮}、黄芪三钱、炙甘草八分。共为细面,每服五分。十一月十四日,张新、苏钰请得全贵妃脉息和缓,精神饮食起居如常,诸症渐好。方中人参、黄芪益气,肉桂、炙甘草温中。本方用之代茶,以辅汤药治疗之功。

二、缓中温中类代茶饮

缓中温中代茶饮

【组成】党参一钱　五味子四分　红枣肉二个　鲜青果二个

【功用】缓中理脾,开胃温中。

【主治】中气未和,痰饮未清。

【按语】缓中代茶饮常用于肺胃之气欠和,痰饮未清之证。光绪三十四年十月初四日,张仲元、李德源、戴家瑜请得总管脉息左关弦缓,右寸关弦滑,中气未和,痰饮未清,时作咳嗽,今议用理脾开胃安嗽之法调治。十月初四日酉刻,张仲元、李德源拟总管缓中代茶饮:党参一钱,五味子四分,红枣肉二个,鲜青果二个去皮研。党参益气,五味子敛阴,红枣和中,鲜青果止嗽化痰。诸药代茶饮,缓中健脾祛痰,助理脾开胃安嗽之用。

三、和胃温中类代茶饮

(一) 和胃代茶饮(一)

【组成】广皮一钱　煨木香五分　生姜一片　炙草四分

【功用】和胃温中。

【主治】脾胃气道欠和,食后腹中微疼。

【按语】本方为光绪三十四年总管之代茶饮。光绪三十四年九月二十九日戌刻,张仲元、李德源请得总管脉息左关弦缓,右关滑缓,肠胃气道欠和,食后腹中微疼,今议用和胃代茶饮调理,广皮一钱、煨木香五分、生姜一片、炙草四分。方中广皮理气导滞,木香顺气和胃,生姜散寒止呕,炙草温中调和。四药合用,以达和胃温中之效,以辅张仲元、李德源拟总管理脾和胃安嗽之法。

(二) 和胃代茶饮(二)

【组成】橘红一钱 老树　伏糖姜一片

【功用】和胃止呕。

【主治】胃气欠和,有时作呕。

【按语】和胃代茶饮在宫中应用较为广泛,如"宣统元年六月初五日亥刻,臣张仲元请得皇上脉息左部平和,右关微滑。胃气欠调,有时作呕。谨拟和胃代茶饮调理,橘红一钱 老树,伏糖姜一片"。二药合用,和胃降逆,止呕温中。

第八节　安神类代茶饮

清代宫廷医案中记载的安神类代茶饮大致可分为两类:一类是以养心安神为主,常用酸枣仁、茯神等;一类则养心安神与重镇安神两者兼而有之,镇心安神药常用龙齿、朱砂之类。

一、养心安神代茶饮

(一) 枣仁灯心代茶饮

【组成】炒熟枣仁六钱　灯心一钱　水煎代茶用。

【功用】养心安神,清心除烦。

【主治】虚烦失眠,惊悸怔忡等症。

【按语】本方见于乾隆朝十五阿哥福晋医案。乾隆五十年,十五阿哥福晋小产后,失血过多,体质日渐衰弱,而有"血虚有热"、"身热头闷"等,除服用滋荣育神汤治疗外,御医张肇基等多次给予枣仁灯心代茶饮方,以养心血,安心神,清虚火,除烦热。方中酸枣仁炒熟且重用,作为主药,发挥滋养心肝阴血之效,并有较好的镇静作用。临床应用时,也可用淡竹叶代灯心草,同样有清热除烦之效。如无虚火烦热之征,亦可不用灯心草,仅炒枣仁一味水煎代茶饮,亦有良效。

(二) 二神代茶饮

【组成】茯神五钱　炒神曲二钱　水煎代茶。

【功用】健脾消食,养心安神。

【主治】心脾两虚,体倦食少,心悸失眠。

【按语】嘉庆朝医案中玉贵人血虚筋挛旧症复发案,以其气血两亏,在服用益气养荣汤、舒筋养荣汤等治疗的同时,及停用汤药之后,服用二神代茶饮多日,以作"缓缓调理"。本方以茯神为主药,兼有健脾和安神之效,辅佐以神曲和胃消食,两者相伍应用,则使脾胃健,化源足,心神得养,神志安宁。本方若增入炒枣仁,则养心安神之力

106

更强。

（三）育神代茶饮

【组成】茯神三钱　炒枣仁二钱　远志一钱　半夏二钱　竹茹二钱　水煎代茶。

【功用】健脾养心，清化痰热，安神除烦。

【主治】心脾两虚，痰热内扰，失眠心悸。

【按语】乾隆二十年十一月定贵人患肝胃饮热之证，用药调治，症势俱减，当月三十日医案记载："惟夜间有时少寐，此由心气不足，饮热未净所致。今暂用育神代茶饮，继服和肝扶脾丸调理。"该代茶饮方补养心脾与化痰清热并举，扶助气血，清化饮热，有除烦安神之效。与二神代茶饮相比，本方养心安神之力更强，且兼能燥湿祛痰，化饮清热，诚为标本兼顾之良方。

107

（四）安神代茶饮（一）

【组成】党参三钱　茯神三钱研　炒枣仁三钱研　归身三钱　炙草八分　水煎温服。

【功用】补气血，养心脾，安心神。

【主治】心脾两虚，气血亏耗，心神失养，心悸不寐。

【按语】同治十一年十月底，同治皇帝患天花，十一月初九日医案中记载："皇上天花十朝。昨因精气乍虚，停浆不靥，头面浸浆，项身白陷无神，夹感咳嗽，连服益气养血理肺之方，各症俱减，渐有收靥之势。惟收靥较迟，咽干音哑，咳满少寐，未能骤愈。此由心肾气血俱亏，余毒未清所致。今议用保元回浆饮午服一帖调理。"当日西刻,又用本安神代茶饮,亦为双补气血之剂。该代茶饮方只有5味药,均见于保元回浆饮(计12味药及1味药引),也均出于归脾汤中,故本方的特色在于组方用药简练,配伍精当,当可师法。

(五) 和胃代茶饮(三)

【组成】茯神三钱朱拌　焦枣仁三钱　陈皮一钱　炒谷芽二钱　壳砂六分　甘草六分

【功用】养心安神,健脾开胃。

【主治】心神不安,心悸不寐,脾胃不健,食少纳呆。

【按语】该方见于光绪三十三年三月十九日隆裕皇后医案。医案记载:"皇后脉息和缓,诸证痊愈。胃气稍有欠和。"可知本代茶饮方是用于病愈后的善后调理,因有健脾和胃消食之效而得名。从药物剂量来看,茯神、枣仁养心安神为主药,当属安神之剂。以方测证,皇后当有心神不宁之症状。

二、养镇心神代茶饮

这类代茶饮方兼有养心安神与重镇安神两方面作用,其侧重可有不同。

(一) 加味参莲饮(一)

【组成】党参五钱　茯神四钱　煅龙齿一钱五分莲肉五钱去心　水煎代茶。

【功用】益气,健脾,养心,重镇安神。

【主治】心脾两虚,心神不宁,惊悸不寐。

【按语】本方见于嘉庆朝玉贵人血虚筋挛症治案。玉贵人"原系素有血枯筋挛之症。用药以来，抽搐虽止，惟病久耗伤气血，真气已亏，胃虚不实，病势重大"。前一天服参莲饮（党参、莲肉各五钱，水煎代茶），胃气稍缓，再用本方（加茯神、龙齿），则兼有健脾益气与养镇心神之效。

（二）加味参莲饮（二）

【组成】党参五钱　炒枣仁三钱　钩藤一钱五分　茯神木四钱　煅龙齿一钱五分　莲肉五钱去心　煎汤代茶，陆续饮。

【功用】益气健脾，养心安神，镇静熄风。

【主治】心脾两虚，心神不宁，肝风内动，惊悸不寐，眩晕抽搐。

【按语】本方为上方次日所用，病案有"病久耗伤气血，真气已亏，不时抽搐，病势重大"等语，故处方加枣仁、钩藤两味，而增强养心安神、平肝熄风之力。

（三）安神代茶饮（二）

【组成】煅龙齿三钱　石菖蒲一钱　水煎，代茶。

【功用】镇惊，开窍，安神。

【主治】惊悸，心烦，失眠，多梦。

【按语】本方见于治光绪皇帝心经病医方。光绪三十年前后医案记载有"常无因自觉发笑"及"语言自不知觉"等语。本方中龙齿长于平肝潜阳，镇惊安神；石菖蒲则"舒心气，畅心神，怡心情，益心志"（《重庆堂随笔》），两

109

药相伍,镇惊开窍,宁心安神,舒畅心志,对光绪皇帝之心神疾患,当有助益。

(四) 安神代茶饮(三)

【组成】茯神三钱^研,炒枣仁三钱^研,水煎,冲朱砂面三分。

【功用】补益心脾,镇惊安神。

【主治】心脾两虚,惊悸怔忡,虚烦不寐。

【按语】本方系同治皇帝患天花初期所服用,当时"毒滞熏蒸,肺胃阴分不足",此代茶饮只是作为辅助治疗。方中冲服朱砂者,不仅在于镇心安神,更重要的还在于其清热解痘毒的作用。同治皇帝患天花后期,还用过朱茯神、炒枣仁水煎代茶饮,亦称"安神代茶饮",与本文基本一致,只是运用了朱茯神(即朱砂拌茯神),无需另冲服朱砂面。

110

(五) 育神化痰代茶饮

【组成】朱茯神二钱　朱麦冬二钱　橘红八分　鲜青果十个^{去尖,研}　水煎温服。

【功用】养心润肺,滋阴生津,清热化痰,镇惊安神。

【主治】阴虚津伤,惊悸不寐,烦热口渴,咽燥痰黏。

【按语】本方系慈禧太后临终之日服用的代茶饮方之一。慈禧当日还曾服用滋胃和中代茶饮、益气生津代茶饮及生脉饮等,故可推测证属热病伤阴耗气,铄津生痰,诸方尚属合理。宫中危重临终患者,抢救时常用代茶饮方,这是因为大剂汤药已难以饮下,只能作代茶饮小量频服。本方中用朱砂拌茯神与朱砂拌麦冬,在养心益阴的同时又增强镇静安神作用。

第九节　补益类代茶饮

清宫代茶饮中补益类代茶饮方相当多,大致可分为益气、养血、滋阴、健脾等几类,其中尤以滋阴类代茶饮为多。

一、益气类代茶饮

此类代茶饮以益气为主,有的兼有温阳、健脾、养阴之效,方中常用人参、黄芪、西洋参等益气药。

(一) 益气代茶饮
保元代茶饮(二)

【组成】人参三分去芦　制黄芪三钱　制甘草五分水煎代茶。

【功用】补气保元,益卫固表。

【主治】元气虚弱,脾肺不足,中气下陷,表虚自汗等症。

【按语】道光八年十二月十三日,全贵妃(后来为孝全成皇后)"原系大病稍愈,元气未复。今届大寒节令,恐伤正气",御医苏钰等拟此方,于同月中、下旬及次年初多次服用。方中三味药均为甘温补气之品,又皆入肺、脾经,并以黄芪之用量最大,故有补益脾肺,益气固表,保元升阳之效,适用于病后体弱或素体气虚,中气下陷,卫表不固,气短懒言,倦怠乏力,食少便溏,表虚自汗等症。本方以三味益气药组方,专于补气,可作为益气类代茶饮的基本方。本方源于《医学入门》保元汤,原治小儿慢惊风,及痘疹形气不足,应出不出,无表里证,三味药之外,加生姜,水煎服。在《兰室秘藏》中则名黄芪汤。

(二)益气健脾代茶饮

1. 参莲饮

【组成】党参五钱　莲肉五钱　水煎代茶。

【功用】补中益气,健脾安神。

【主治】中气不足,食欲不振,大便溏薄,心悸失眠等。

【按语】本方见于嘉庆朝玉贵人医案。案中记载:"玉贵人脉息虚细无力。原系素有血枯筋挛之症,用药以来,抽搐虽止,惟病久耗伤气血,胃气过虚,昨服归脾汤脉症仍前,此由真气已亏,汤剂不能运化,病势重大。今设法议用参莲饮调治。"次日医案中记载"昨服参莲饮胃气稍缓",可见有一定效果,其后多日均在本方基础上加味调治。党参长于补中益气养血;莲子专于补脾止泻,养心安神,益肾固精。两相配伍,对于久病虚损,脾胃虚弱,中气不足,气血两亏,食少久泻,遗精滑精,心悸失眠等症当有效验。

2. 和胃代茶饮(四)

【组成】焦三仙六钱　赤参须二钱　陈皮丝二钱共煎汤代茶。

【功用】益气补脾,健胃消食。

【主治】中气虚弱,脾胃不健,纳呆食少,饮食不消。

【按语】本方为道光朝医案记载四阿哥(即以后之咸丰皇帝)所用。方中以参须益气补脾,陈皮、焦三仙健胃和中,消食化积,全方共奏扶正气,开脾胃,增食欲,助消化之效,适于脾虚体弱食少者日常保健服用。

(三)益气养阴代茶饮

益气养阴代茶饮在宫中较常应用,且多用生脉饮或其化裁方。这类代茶饮多用于危重病或临终抢救,亦有用于日常调理。

1. 生脉代茶饮(参麦代茶饮)

【组成】党参三钱　麦冬四钱　五味子一钱五分

煎汤代茶。

【功用】益气复脉,养阴生津敛汗。

【主治】暑热所致气津两伤,或温热病后期气阴两亏,症见气短懒言,乏力倦怠,口干作渴,自汗,脉虚;亦治久咳不止,肺虚阴伤,症见呛咳少痰,短气自汗,口干舌燥,脉虚等症。亦用于脉微欲绝的虚脱症的抢救。

【按语】在嘉庆朝玉贵人血枯抽搐救治案中,十月初二至初六日屡用本方,而方名则有二:生脉代茶饮及参麦代茶饮。本方实乃古方生脉散(饮、汤)。该方始见于金元四大家之一的李东垣所著《内外伤辨惑论》,治暑热伤气,汗出津亏等症。《丹溪心法》中名生脉汤,治"注夏属阴虚,元气不足"者。方中以人参(党参)为君药,甘温益气生津;麦冬为臣药,甘寒养阴清肺生津;五味子为佐药,酸温收敛耗散之气,敛肺止汗。全方三味药合用而共奏

113

益气补肺复脉,养阴生津敛汗之效。用本方救治脉微欲绝之虚脱症时,宜重用人参,一般五钱至一两。清宫医案记载,若干帝、后及王公大臣等濒临死亡时,常用此方或此方化裁救治,如乾隆、同治、光绪等皇帝及隆裕皇太后、恭亲王等的临终医案中均有记载。服用方法,既有水煎代茶饮,也有水煎浓汁频频饮之,或水煎灌服。由于垂危患者服药常甚困难,用现代制剂技术制成之生脉注射液更适用于抢救。用该制剂进行的实验研究表明,其能增强心脏泵血功能,扩张冠状动脉,增强机体耐缺氧能力,对急性心肌梗死有显著保护作用,有抗心律失常作用,能显著改善微循环,有良好的抗休克作用,具有广泛的免疫药理活性,并能显著兴奋垂体-肾上腺皮质功能。表明本方临床用于救治厥脱证(休克)及心衰、急性心肌梗死、心律失常等危重症,是有可靠依据的。

114

2. 加减生脉代茶饮

【组成】人参三钱,麦冬三钱,老米五钱,水煎浓汁频频饮之。

【功用】益气滋阴,养胃生津。

【主治】气阴两虚,津亏胃弱之证。

【按语】光绪二十四年四月初十日,即恭亲王临终之日,曾服用本方。当时,恭亲王左寸关脉数而无力,尺部虚大,右三部软而无根。由戌时至丑时,汗出不止,喘息抬肩,痰热上壅,精神不固,症势重险。御医庄守和等议用本方以保肺固脱之法竭力调治,以防虚脱。原方无名,今据其组成而名之,即本方是由生脉代茶饮减五味子而加老米。老米,即陈仓米,为储存年久之粳米,甘淡而性平,有养胃除烦之效,故本方在双补气阴,生津止渴之外,兼有养胃之效,以顾护胃气。

3. 益气生津代茶饮

【组成】人参六分　鲜石斛二钱　麦冬二钱_{去心}　鲜青果五个_{去尖研}　老米一两　水煎温服。

【功用】益气滋阴,养胃生津,清热利咽。

【主治】热伤元气,阴虚津亏,胃弱纳呆,咽喉不利。

【按语】光绪三十四年十月二十二日,慈禧太后临终之日午刻,御医张仲元等拟此方,以勉力抢救。本方从药物来看,系前方"加减生脉代茶饮"加鲜石斛、鲜青果,增强了养阴清热生津作用,并有解毒利咽之效。

4. 和胃代茶饮(五)

【组成】洋参一钱　五味子五分　生薏米三钱　壳砂四分_研　水煎代茶。

【功用】益气养阴生津,健脾和胃化湿。

【主治】气阴两伤,口渴多汗,兼有脾虚湿胜之食少泄泻等症。

【按语】光绪三十四年四月二十四日,总管太监李莲英曾用此方。据当日及此前医案记载,李莲英"营卫欠和,风湿未净,筋脉作疼","胃气欠和,谷食不香",故用益气和胃化湿之法治疗多日。以方测证,患者当有阴虚津亏之象,只是未见医案中明确记载。

5. 缓中代茶饮

【组成】党参一钱　五味子四分　红枣肉二个　鲜青果三个_{去尖研}　水煎温服。

【功用】补中益气,滋阴生津,清肺利咽。

【主治】中气不足,倦怠纳呆,津亏口渴,咽喉不利,肺虚咳嗽等症。

【按语】光绪三十四年十月初四日,御医张仲元等为李莲英拟此方。当时总管太监"中气未和,痰饮未清,时作咳嗽",在用理脾开胃安嗽之法调治的同时,又拟此代茶饮方,与汤剂配合,异曲同工,有助于提高疗效。方中党参、红枣主入中焦,扶脾胃;五味、青果同入肺经,敛肺、清肺,生津利咽,治咳嗽。四药配合,上中二焦同治,与李氏当时病情相合。

6. 保元代茶饮(三)

【组成】玄参一钱　生黄芪二钱　麦冬二钱去心　僵蚕一钱　浙贝二钱研　煎汤代茶。

【功用】益气养阴,祛风化痰,解毒散结。

【主治】热病之后,气阴两伤,余毒风痰未清。

【按语】道光朝医案记载四阿哥(即以后之咸丰皇帝)患天花八天时,"浆满充足,似有结痂之象",而停汤药,连续两日用此代茶饮方调理,后又用保元理脾丸调理而愈。方中黄芪、麦冬、玄参益气滋阴,以扶助正气,滋养阴液;僵蚕、浙贝、玄参祛风解毒,化痰散结。故可用于天花顺证后期调理。其他温热病后期调治,亦可借鉴。

二、养血类代茶饮

以养血为主的代茶饮方,每兼养阴或健脾之效,这是由于血属阴,而脾为气血生化之源。常用养血药如当归、白芍、生地等。

（一）和肝代茶饮（一）

【组成】香附二钱　麦冬三钱　白芍三钱　归身三钱　水煎代茶。

【功用】养血益阴，和肝理气。

【主治】血虚阴亏，肝气欠和，头晕目眩，口干目涩，心悸胁痛等。

【按语】咸丰朝璷嫔医案中用此方时，有"肝气稍有未和"，"头眩心悸，身肢酸倦，懒食少寐"等症状，故用此方养血滋阴和肝，并继服清肝丸调理。方中以归身、白芍、麦冬滋养阴血，敛肝柔肝为主，佐以香附疏肝行气，以防过于滋腻，并共成养血调肝之方。本方对妇女血虚肝郁及月经不调、痛经当亦有效。

（二）滋肾清上代茶饮

【组成】玉竹三钱　熟地四钱　生地四钱大片　当归三钱　白芍三钱炒　川芎三钱　莲蕊三钱　菊花三钱　桑叶三钱　川贝三钱研　酒连一钱五分研　吴萸一钱五分　杜仲三钱炒　炙草一钱五分　炒栀三钱　水煎代茶。

【功用】养血益阴，清上明目，壮腰涩精。

【主治】肝肾不足，阴血亏乏，上焦浮火，头目不清，腰痛遗精。

【按语】此方为光绪二十四年五月初二日光绪皇帝所服用代茶饮方。当日医案记载："脉息左寸关弦软近缓，右寸关滑数力软，两尺力弱。白睛丝渐退。右耳前颊车之处疼痛已好。惟耳中时作哄声，面上起有小疖，手仍发胀,中州较空,偶作咳嗽,腰腿有时酸疼"。以后医案中还记载有"常有遗精之候","上焦浮火不清,以致舌尖左边起有红粟,左目小眦胀而微赤"。综合分析可知,光绪病情属肝肾阴血不足,水亏于下,火旺于上,上焦浮火而生头耳目舌诸症,加之光绪肾虚精亏腰痛遗精之痼疾,故而用此代茶饮方治疗。方中药味较多,系为多方兼顾所设。在此后半月内,继续用此方加减之四物汤加味方代茶饮治疗,可见代茶饮为宫中常用治法之一。

(三) 和肝代茶饮(二)

【组成】香附二钱　当归二钱　白芍二钱　川芎一钱　泽兰叶六钱　红花三钱　水煎代茶。

【功用】养血和肝,活血行气。

【主治】血虚血瘀之证,面色萎黄,头晕目眩,妇女月经量少,或经闭不行,经行腹痛等症。

【按语】同治朝祺妃暑温治案中,"诸症俱好"之后,"惟肝脾欠和",用此代茶饮方调理善后。本方重在养血活血,和肝调经,兼有疏肝行气止痛之效,实乃血虚血瘀之妇科月经病症良方。由此推测,祺妃当时可能有此类疾患。

(四) 和胃代茶饮(六)

【组成】当归一钱　白芍一钱　白术一钱　茯苓二钱　水煎代茶。

【功用】养血敛阴,和血止痛,健脾益气。

【主治】脾胃不健,肝血亏虚,纳呆倦怠,面色萎黄,

118

头晕目眩,月经不调,经行腹痛。

【按语】同治六年二月下旬,玟妃外感风凉,内停饮热,调治十余天后,"诸证俱好,惟胃气稍有欠和",即用此方,并接服和肝养荣丸,缓缓调理。本方养血与补脾并举,脾胃健运,气血化生,利于补血。妇女以阴血为本,大病之后,以健脾补血法调理善后,可资借鉴。

三、滋阴类代茶饮

宫中使用滋阴类代茶饮甚多,除少数主于滋阴外,另有不少代茶饮兼有清热降火、生津止渴、健脾消食等功效,因而应用十分广泛。常用的滋阴药有麦冬、天冬、沙参、玄参、生地、石斛、知母等。

(一) 滋阴代茶饮

这类代茶饮方,药味较少,主于滋阴,用于阴虚为主之证。

1. 参麦饮(一)

【组成】沙参五钱,麦冬三钱,水煎润咽。

【功用】滋阴清肺,生津益胃。

【主治】阴虚肺热,燥咳咯血,或胃阴不足,舌干口渴。

【按语】道光二十四年十二月,七公主患天花,挽治无效,临终医案记录:"至九朝屡现变证,食不下咽,药不易服,毒热未清,气已渐败,已有内抽之象,症势大险,竭力议用参麦饮挽治。"服此方后,"咽喉微润,少进米汁",又用一帖,终因病情险恶,挽治不效而殇。本方滋阴津,清肺胃,对温热病后期阴津大伤者,是很适宜的。

2. 参麦饮(二)

【组成】沙参三钱　麦冬五钱_{朱砂拌}　天冬二钱　水煎代茶饮。

【功用】滋养阴液,清肺益胃,生津润燥,清心除烦。

【主治】肺热阴伤,燥咳痰黏,劳嗽咯血;胃阴不足,或热病伤阴,咽干口渴心烦等症。

【按语】乾隆二十二年十二月十二日,定贵人临终前一日,曾用此方救治。医案记载:"定贵人脉息微细无力。因病后气血亏损,津液消烁,胃气渐衰,以致神不守舍,嘻笑无常,延缠日久,恐致气血脱惫。"本方比道光朝七公主临终所用之参麦饮增加天冬一味,增强了滋阴清肺降火之力。

120

(二) 滋阴清热降火代茶饮

宫中常用这类代茶饮,兼有滋养阴液和清热降火之功,用于阴虚内热、阴虚火旺之证。

1. 玄参麦冬汤

【组成】玄参四钱　麦冬一钱　煎汤代茶。

【功用】滋阴生津,清热解毒。

【主治】温热病热壅阴伤,身热、口干、舌红绛等。

【按语】嘉庆十九年,玉贵人血虚筋挛症治案中曾用此方。虽只有两味药,却兼备滋阴与清热之功,故可以作为此类方的基础方之一。

2. 增液代茶饮

【组成】中生地四钱　麦冬三钱　玄参三钱　水煎

代茶。

【功用】养阴清热,增液润燥。

【主治】热结阳明,伤阴耗津,口渴便秘,舌干红,脉细数之证。

【按语】光绪三十三年二月十九日慈禧皇太后曾用此方。慈禧当时"肝胃郁热未清,口干,头目不爽",用此方当有助于清肝胃郁热,滋阴生津润燥。本方实乃《温病条辨》增液汤,因作代茶饮服用,故名增液代茶饮。吴鞠通曰:"本方妙在寓泻于补,以补药之体,作泻药之用,既可攻实,又可防虚。余治体虚之温病与前医误伤津液,不大便,半虚半实之证,专以此法救之,无不应手而效。"此语点明了本方之妙,值得细细体会。

3. 麦冬青果代茶饮

【组成】麦冬三钱　鲜青果五个研　水煎代茶。

【功用】养阴清肺,生津利咽。

【主治】肺热阴伤,口干舌燥,咽痛燥咳。

【按语】本方见于宣统医案,未载方名及当时脉证,今据其药味而补方名。咽喉肿痛、口舌干燥之证平素甚常见,用此方或此方基础上加味代茶饮,方便而有效,值得推广。

4. 清热代茶饮(十二)

【组成】麦冬三钱　连翘一钱五分　木通一钱　玄参一钱五分　次生地二钱　水煎代茶。

【功用】滋阴生津,清热凉血。

【主治】温热病伤阴耗津,余热未清,身热心烦,口渴便秘。

【按语】道光二十七年四月,七阿哥患天花,经十余天治疗,正复邪退,饮食精神俱好,痘痂次第渐落,惟稍有余热,而用本方调理,数日后痊愈。本方乃增液汤加连翘、木通,有助于增强清退余热之效。

5. 麦冬灯竹代茶饮

【组成】麦冬三钱　灯心一钱　竹叶五片　煎汤代茶。

【功用】养阴生津,清热除烦。

【主治】热病阴伤,烦热口渴;或心火上炎,口舌生疮,心烦不寐;或热淋涩痛。

【按语】此为道光朝祥妃妊娠七个月时所服代茶饮调理方之一。原方无名,系根据药味补以方名。此后祥妃还用过灯心、竹叶、麦冬等方,其后后妃公主等也常用类似方,可能与宫中女子常有心烦急躁等症有关。方中甘寒养阴的麦冬,与甘淡寒利水清热的灯心、竹叶相伍,滋阴生津而不恋邪,利水导热而不伤阴,足见组方之妙。

6. 生津代茶饮(一)

【组成】沙参三钱　麦冬三钱去心　竹茹一钱　益元散三钱　煎汤代茶。

【功用】滋阴生津,清暑利湿,宁心除烦。

【主治】热伤阴津,呕恶烦躁,心神不宁;或暑病身热,舌干口渴,小便不利,心烦呕逆。

【按语】道光二十七年六月,琳贵妃患暑温证时服用此方。益元散,源于《宣明论方》,系滑石、甘草以六比一之比例制得之散剂,故《伤寒标本类萃》称六一散,有清暑利湿之效。而《医方集解》则以六一散加朱砂名益无散,此方增入镇心安神之朱砂,主治暑病而见惊烦不安者。将散剂成药加入代茶饮方中,为平素所少见,抑或为清宫代茶饮方所开一先例。

7. 导赤代茶饮

【组成】赤苓三钱　生地二钱　木通二钱　石斛二钱　灯心二束　水煎代茶。

【功用】滋阴凉血,利水降火,清热除烦。

【主治】心经有热,或阴虚血热,心胸烦热,口渴面赤,口舌生疮,或小便短赤、涩痛。

【按语】道光朝孝慎成皇后医案记载,道光十二年八月二十四日至九月初五日皇后连续服用本方。本方系由导赤散加减化裁而来,即原方中保留生地、木通,易竹叶、甘草为灯心、赤苓,保持清热利水除烦功能,增石斛以加强滋阴除热生津之效。因而本方之功效、应用与导赤散基本相同,并优于导赤散。

123

(三)养阴生津代茶饮

这类代茶饮除了常用麦冬、石斛、生地等兼有生津作用的养阴药外,还常配伍以天花粉、芦根、梨等生津之品,以共成养阴生津润燥之剂。

1. 金果麦冬饮

【组成】麦冬三钱　秋梨一个　水煎代茶。

【功用】滋阴清热,生津润燥化痰。

【主治】阴虚内热津亏,口干舌燥,热咳,便秘。

【按语】本方为道光十一年五月二十日孝慎成皇后所用调理方。医案中还可见该皇后平素常用麦冬、竹叶、灯心等药。故而,该皇后可能经常有阴虚内热所致舌干、口渴、心烦之症,经常服用这类代茶饮方当有助益。

2. 麦冬花粉代茶饮

【组成】麦冬五钱咀　花粉三钱　橘红十片　水煎代茶。

【功用】滋阴生津,清热化痰。

【主治】热伤阴津,口干舌燥,烦渴痰咳。

【按语】嘉庆三年正月二十九日定亲王用此代茶饮方。原方无名,今据其药味补方名。本方宜于阴虚津亏而兼有痰热者,可作调理之用。

3. 生津代茶饮(二)

【组成】青果五个研　金石斛二钱　甘菊二钱　荸荠五个去皮　麦冬三钱　鲜芦根二支切碎　桑叶三钱　竹茹二钱　鲜藕十片　黄梨二个去皮　水煎代茶。

【功用】滋阴清热,生津止渴。

【主治】阴虚内热,津亏肺燥,咽干口渴,头痛咳嗽。

【按语】光绪三十二年三月十一日慈禧太后服用此代茶饮方。考西太后光绪三十一年医案,以肝经有火,肺胃饮热为主要证候。光绪三十二年初,病状尚平稳,肝火肺热未清,且有伤阴化燥之虞,用此清热养阴生津润燥之代茶饮作为调理之用,十分得当。方中虽药味较多,却有不少属水果食品之类,药性平和,不伤脾胃,为一特色。

4. 生津代茶饮(三)

【组成】沙参三钱　麦冬五钱　花粉三钱　五味子一钱　枣仁三钱研炒　水煎代茶。

【功用】养阴生津,清热安神。

【主治】热伤阴津,舌干口渴,心悸少寐。

【按语】此方为同治皇帝患天花后期,去世前八天所服用。适用于阴虚内热,扰及心神之证。

(四) 益阴健脾代茶饮

这类代茶饮多是在以麦冬、沙参、石斛、天冬等养阴之同时,配以茯苓、陈皮、山药等健脾和胃,共奏益阴健脾之效。

1. 参苓代茶饮

【组成】沙参五钱　茯苓三钱　天冬二钱　水煎代茶。

【功用】养阴生津,清肺润燥,健脾养胃。

【主治】肺热阴虚,劳嗽燥咳,或热病伤津,舌干口渴,而兼有脾虚胃弱者。

【按语】乾隆朝定贵人临终前四日用此代茶饮方。医案记载:"定贵人脉息沉缓无力。原系肝阴不足之证。惟病后气血衰微,因循日久,以致脾土衰败,胃气日渐消耗,恐成虚脱之证。"故用本方养阴血,生津液,救脾土。以后几天又以本方加减挽治,终因病久气血亏尽,真元脱惫而逝。

2. 和胃代茶饮(七)

【组成】麦冬二钱　花粉一钱五分　赤苓一钱五分陈皮一钱　金石斛一钱五分　炒谷芽二钱　生草五分水煎代茶。

【功用】滋阴清热,养胃生津,健脾和中。

【主治】阴虚内热,咽干口渴,脾胃虚弱,饮食减少。

【按语】此为光绪皇帝调理所用代茶饮方之一。当时光绪"脉息左关稍弦，右关稍数。诸症俱好，惟胃气欠和，有时作渴"。故用本方养阴生津，健脾养胃调理。

（五）其他滋阴为主的代茶饮方

此类代茶饮方常以麦冬、生地、玄参等滋阴，或配以三仙消食化积，或配以桔梗、甘草宣肺利咽，或配以止咳化痰之品，随证施方，以适应复杂多变之病情。

1. 清热代茶饮（十三）

【组成】花粉三钱　麦冬三钱研　焦曲三钱　山楂三钱炒　麦芽三钱炒　竹茹三钱　煎汤代茶。

【功用】滋阴清热，生津止渴，消食和胃。

【主治】阴虚津亏，肺胃有热，脘腹胀满，食积不化。

【按语】道光朝孝慎成皇后所用调理方中有此代茶饮方。当日医案记载："皇后脉息滑缓，系饮热受凉之证。用药调治，诸症已减，疼痛渐轻，惟胸膈满闷……"。本方既能滋阴清热，又可消食化积，消胀除满，两相兼顾。

2. 玄麦甘桔代茶饮

【组成】玄参三钱　苦桔梗三钱　麦冬三钱去心　生甘草一钱　水煎代茶。

【功用】滋阴清热，宣肺利咽。

【主治】阴虚肺热，咽喉肿痛，口干舌燥。

【按语】本方为道光朝全贵妃所用代茶饮方之一，原方无名，今据其药物组成而称玄麦甘桔代茶饮。方中麦冬、玄参养阴清肺生津，桔梗、甘草乃《伤寒论》桔梗汤，可宣肺利咽，清热解毒。四味药配伍，以代茶饮频频饮服，药液可不断地作用于咽喉部,对于肺热阴伤,咽喉不利者,是一方便而有效的治疗方法。道光朝祥嫔医案中亦曾用本方治"肺胃余热未净"之证,方名为玄参甘桔代茶饮。

3. 清金代茶饮(四)

【组成】酒芩二钱　麦冬三钱　玄参三钱　苦桔梗二钱　生甘草一钱　水煎代茶。

【功用】滋阴清肺,泻火解毒,宣肺利咽。

【主治】阴虚火旺,肺热亢盛,咽喉肿痛。

【按语】此方见于道光朝琳贵妃春温证治案。当时琳贵妃外感春温,用疏解利咽、疏风清热等法治疗后,诸症俱减,惟咽喉稍觉肿痛,胸满懒食,认为是由肺胃滞热未净所致,而给用本方治疗。本方较玄麦甘桔代茶饮增一味酒炒黄芩,黄芩为清热泻火解毒之要药,酒炒则重于清上焦热,故本方增强了清肺泻火之力,更适于肺热偏盛之咽喉肿痛。

4. 清金代茶饮(五)

【组成】麦冬三钱去心　浙贝三钱　霜桑叶三钱　水煎代茶。

【功用】滋阴清热,止咳化痰。

【主治】阴虚肺热,或燥热伤肺,咳嗽痰稠,口咽干燥。

【按语】本方出自咸丰朝璷嫔医案。当时医案记载"肺经稍有饮热",而用此方调理。虽仅三味药,而养肺阴,清肺热,润肺燥,生肺津,止咳化痰,多方兼顾,组方精当。

5. 参麦芍贝代茶饮

【组成】川贝母一钱　北沙参一钱　冬瓜仁一钱五分　杭白芍一钱　麦冬一钱五分^{米炒}　橘络五分　水煎代茶。

【功用】滋养阴血,润肺止咳,清金化痰,益胃生津。

【主治】阴血亏虚,肺热化燥,咳嗽痰黏,舌干口渴。

【按语】光绪三十四年十月初三日,光绪皇帝病逝前十八天,曾用此代茶饮方。原方未具名,今据其主要药味名之。此时之光绪皇帝已是病入膏肓,这几日的医案中有"心阳既虚,肾阴不济"、"阳气阴津均归不足"、"先天不足,后天尤宜调护"等语,因而提出"似宜暂停药饵,以舒胃气","择其与胃气相宜者三五味,煎以代茶,略资清肃"。当时的症状,除腰胯酸痛之痼疾外,尚有"阴虚作咳"、"麻冷干咳"、"冷解发热,口渴咽干"、"夜半醒后口干身热"等,针对这些证候,因此代茶饮方还是较贴切的。

128

四、健脾类代茶饮

脾胃为后天之本,宫中治病调养均十分重视脾胃,健脾类代茶饮方亦较多用。常用健脾药如茯苓、白术、山药、薏苡仁等,又常配伍和胃、消食之品,或辅佐以行气、化湿、养血、益阴药。

(一) 健脾和胃代茶饮

此类代茶饮均以茯苓、白术等健脾益气药为主,适当辅佐以行气和胃消食之品,主要适用于脾弱中虚之证。

1. 和胃代茶饮(八)

【组成】白术三钱_{土炒}　陈皮二钱　川贝八分　块苓二钱　竹茹二钱　甘草六分　水煎代茶。

【功用】健脾益气，行气和中，化痰止咳。

【主治】脾胃虚弱，食少倦怠，脘腹胀满，咳嗽痰多。

【按语】道光朝彤贵人医案所载此方，有健脾和胃，止咳化痰之效，与患者病证"脾胃素弱，饮食不能消化，以致食后满闷，倦怠嗜卧"，"咳嗽痰壅"等，可谓方证相合。

2. 和胃代茶饮（九）

【组成】茯苓三钱　于术一钱　陈皮一钱　砂仁五分_研　薏苡仁三钱_炒　甘草五分　水煎代茶。

【功用】健脾益气，行气和胃，渗湿利水。

【主治】脾虚胃弱，体倦纳呆，脘腹满闷，水肿泄泻。

【按语】光绪十年十月二十七日，年方十三的光绪皇帝"脾胃不和，湿饮未净，以致胸闷微嘈，谷食香而不多"，在服用调脾和胃饮之后，又以此代茶饮调理之。由于方药对证，取得较好疗效，次日医案称："皇上脉息和平，精神寝食如常，诸症俱好，相宜止服汤药，以饮食调理。"方中茯苓、白术、薏苡仁、甘草健脾益气和胃，陈皮、砂仁行气开胃，茯苓、薏苡仁、白术渗湿燥湿利水，砂仁亦芳化湿浊，共奏健脾和胃，行气利水之效，有标本兼治之功，药物运用和配伍可谓精当。

3. 和胃代茶饮（十）

【组成】薏苡仁三钱　茯苓二钱　陈皮一钱五分　麦冬二钱_{去心}　炒谷芽二钱　甘草七分　水煎随时代茶。

【功用】健脾和胃，行气利水，消食益阴。

【主治】脾胃虚弱，倦怠纳呆，脘腹胀满，水肿泄泻。

129

【按语】此方亦见于光绪皇帝医案。光绪皇帝原系脾胃不和,停蓄水饮未化,感受邪气之证,以致头晕恶心,呕吐饮沫,用正气平胃化饮汤、清胃化湿饮等方治疗,诸症俱减,胃气尚欠调和之时再服此代茶饮方,次日"诸症俱好,脾胃亦和,止服代茶饮,相宜饮食调理"。表明在病已近愈之时,停用汤药,改用代茶饮调理,是有效的治疗方法。

4. 和胃代茶饮(十一)

【组成】山药三钱　陈皮一钱　茯苓三钱　竹茹二钱　砂仁五分　炒谷芽三钱　水煎随意代茶。

【功用】健脾益气,行气和中,开胃消食。

【主治】脾胃虚弱,体倦乏力,食少便溏,脘腹胀满。

【按语】此方见于光绪宠妃珍妃为珍贵人时医案。当时珍贵人大便有白滞,谷食不香,身肢酸倦,用化痰理脾祛湿等法治疗后,诸症俱好,惟脾胃稍有欠和,而用本方代茶饮调理,以作善后。

(二) 健脾消食代茶饮

此类代茶饮除以茯苓、白术等健脾为主外,还配伍以谷芽、麦芽、神曲、山楂等消食化积之品,以助脾胃之健运。

1. 和胃代茶饮(十二)

【组成】陈皮一钱五分　茯苓块三钱　炒谷芽三钱炒半夏曲二钱　麦冬三钱去心　水煎代茶饮。

【功用】健脾和胃,消食理气,养阴生津。

【主治】脾胃虚弱,纳呆腹胀,饮食不消,口干舌燥。

【按语】道光朝大阿哥患停滞受凉之证,用药调治,诸症俱好,而改用本方以健脾胃,助消化,扶助正气,足见宫中在病后调理中十分注重脾胃后天之本。

2. 和胃代茶饮(十三)

【组成】陈皮一钱　焦三仙各二钱　麦冬二钱去心　茯苓二钱　水煎代茶。

【功用】健脾和胃,消食理气,养阴生津。

【主治】脾胃虚弱,胃纳减少,饮食不消,脘腹胀满,口干舌燥。

【按语】此方与上方比较,仅所选用消导药不同,功用、主治基本一致。本方见于光绪皇帝医案,患病系胃气不和,蓄停水饮,微感寒凉闭伏之证,用药治疗后,"诸症俱好,惟余湿稍有未净,胃气欠和,以致腹脘微觉作痛",而用本方代茶饮调理善后。光绪五年正月十二日,光绪皇帝外感寒凉伤风之证,经治疗后"诸症俱好,惟湿饮稍有未净,胃气欠和,以致偶有微嗽",所服代茶饮方为:茯苓二钱,焦三仙各二钱,陈皮八分,杏仁二钱。后方与前方只差一味药(前方为麦冬,后方用杏仁),只因"偶有微嗽",故用杏仁宣肺止嗽。两方健脾和胃消食之主要作用和所用主要药物完全相同,可见此基本方在宫中常用。

3. 和胃代茶饮(十四)

【组成】生于术一钱五分　茅术一钱五分炒　茯苓二钱　陈皮一钱　金石斛一钱　炒谷芽二钱　建曲一钱炒焦　广砂四分研　水煎代茶。

【功用】健脾和胃,行气燥湿,消食化积,养阴生津。

【主治】脾虚胃弱,倦怠食少,饮食不消,脘腹胀满,

131

便溏水肿,口燥咽干。

【按语】光绪五年正月初三、初四日,光绪皇帝连续两天用本方。当时光绪表感已解,诸症俱痊,惟脾胃欠和,余湿未净,有时口黏,用此代茶饮方健脾胃,祛余湿,助消化,滋阴津,十分对症。

4. 理脾代茶饮

【组成】茯苓三钱^研 于白术一钱^焦 陈皮一钱 厚朴一钱^炙 山药三钱^炒 焦三仙各二钱 甘草五分^炙 水煎随便代茶。

【功用】健脾和胃,行气燥湿,消食化积。

【主治】脾胃虚弱,倦怠乏力,饮食减少,消化不良,脘腹胀满,大便溏薄。

【按语】本方亦为光绪皇帝调理脾胃代茶饮方之一。当时光绪皇帝外感暑湿之证,经治疗后,呕恶嘈杂已止,

但胃经湿饮未清,脾胃欠和,身肢酸倦,饮食不甘,运化迟滞,故用此代茶饮方补脾健胃,燥湿消食,诚属培补后天,治病求本之法。

(三) 健脾行气代茶饮

香苓代茶饮

【组成】煨木香五分^研 茯苓块二钱 香附五分^炙 引用煨姜一片

【功用】健脾渗湿,行气调中,止泻定痛。

【主治】脾虚湿盛,便溏腹痛,脘腹胀满。

【按语】道光十二年十月下旬,一周岁多的四阿哥患夹惊外感证,"用药调治,惊气外感已解。喉内有滞热生

痰,以致痰鸣气促",给予抱龙丸和清热化滞汤治疗的同时,又用此代茶饮方,重在健脾行气,固肠止泻,以防病后胃弱。此方尚有两特点值得注意,一是使用药引,这在其他代茶饮方中是很少见的;二是患儿只有一岁多,即用代茶饮方,可见宫中代茶饮应用之广泛。

(四)健脾化湿代茶饮

醒脾化湿代茶饮

【组成】炒扁豆三钱　藿梗三分　生于术八分　茯苓三钱　广陈皮一钱　紫朴七分炙　车前子二钱包煎　泽泻八分盐炒　盐广砂一钱研　水煎代茶温服。

【功用】健脾化湿,行气利水。

【主治】脾虚纳呆,湿邪壅盛,水肿胀满。

【按语】光绪三十二年五月十五日慈禧太后曾用此代茶饮方。次日,又以原方加生薏苡仁四钱,进一步加强健脾化湿之力。慈禧素有脾胃之疾,从五月中旬前后医案记载来看,当时慈禧"肺胃蓄有湿热,中气欠舒","湿气阻滞,不易运化,饮食不香",因而以该代茶饮方健脾化湿助运是非常恰当的。

133

(五)健脾养阴(血)代茶饮

脾胃为后天之本,气血化生之源。脾胃虚弱,化源不足,可引起阴血亏虚之证。针对这种情况,当用健脾益阴养血方。这类代茶饮方常用茯苓、白术、甘草健脾益气,当归、白芍、石斛等养血益阴,亦可辅佐以陈皮、木香、三仙之类行气开胃,消食化积。

1. 和脾代茶饮(二)

【组成】茯苓三钱研　白术二钱土炒　白芍二钱炒
炙甘草一钱　水煎代茶温服。

【功用】健脾益气,养血敛阴。

【主治】脾虚气弱,倦怠乏力,纳呆食少,阴血亏虚,
头晕目眩,自汗盗汗等。

【按语】同治皇帝于同治十三年十二月初五日死于
天花,此前五日时曾服此代茶饮方,以扶脾补血,意在固
本,以挽垂危。然而,同治帝禀赋素薄,正气虚弱,加之天
花邪毒过盛,终致正虚邪陷,变证蜂起,种种抢救措施均
告无效。但是,就该代茶饮方而言,组方简练,配伍合理,
很有参考借鉴价值。

2. 和胃代茶饮(十五)

【组成】金石斛二钱　陈皮丝一钱　甘菊二钱　茯
苓二钱　霜桑叶二钱　生薏米三钱　竹茹一钱　水煎
代茶。

【功用】健脾和胃,滋阴生津,清肝明目。

【主治】脾虚胃弱,饮食减少,阴虚口渴,肝火目赤。

【按语】此方见于光绪皇帝医案。当日医案记载:
"皇上脉息和缓,诸证俱好。眼边浮肿已消,口渴亦减。
惟目上睑少有浮红未净,胃气稍有欠和"。可见此代茶饮
方在于病后调理善后,兼顾脾胃、阴津和头目三个方面,
处方药味不多,却与光绪当时症情十分吻合。

3. 和胃代茶饮(十六)

【组成】茯苓三钱　陈皮一钱五分　炒白术二钱
当归二钱　酒芍二钱　木香六分　炒谷芽三钱　甘草八

分 水煎代茶。

【功用】健脾益气,行气消食,养血敛阴。

【主治】脾虚气弱,倦怠纳呆,脘腹胀满,饮食不消,阴血亏虚,头晕目眩等。

【按语】光绪三十一年十一月,慈禧太后的侄女垣大奶奶患肝郁气滞、血凝胁痛证,经和肝宣郁、理气和血调治半月余,"诸症俱好,惟胃气欠和",用此代茶饮方调理善后。该方健脾胃,助消化,理气和血,养肝敛阴,是一首较好的扶助后天与调理气血相结合的代茶饮方。

第十节 常用药物

清代宫廷中广泛应用的代茶饮,在处方遣药上有其特点。经初步统计分析,代茶饮方中常用药物有八十余种,其中以解表、清热、祛湿、消导、止咳化痰、补气、滋阴、养血及安神、调气、理血类药物较常用。这些常用药物,药性多平和,属甘淡、甘寒或微苦微寒者比较多,过于辛苦、温热者较少用,峻下、逐水、破瘀药一般不用。腥味之动物药,难以浸出的矿物药也很少用。每味药物的用量较小,一般明显小于普通汤剂的药量,往往只及汤剂剂量的半量或三分之一量,加之全方中药味也明显少于汤剂,故代茶饮方每剂药的总量明显小于汤剂。下面简要介绍清宫代茶饮常用药物,便于分析认识各代茶饮方的功效应用,也利于在临床上辨证应用这些代茶饮方。每味药介绍的用量,均系在代茶饮方中的常用量,不同于有关中药书籍所载汤剂中的用量,单位亦按现行公制(克)。清宫医案中均以旧制"钱"为单位,其换算方法是:1 钱 = 3.125 克。

一、解 表 药

清宫代茶饮方中,常用解表药有以下九种,其中尤以菊花、桑叶等更为常用。此外,羌活、防风、白芷等解表药也有使用。

(一) 菊花

为菊科植物菊的干燥头状花序。叶辛、甘、苦,性微寒。归肺、肝经。能疏风清热,平肝明目。治风热感冒、头痛、发热;肝火、肝热、目赤肿痛;肝阳上亢、头痛、头晕、目眩等。用量3～6克。

(二) 桑叶

为桑科植物桑的干燥叶。味甘、苦,性寒。归肺、肝经。有疏散风热,清肺润燥,清肝明目之功效。治风热感冒,发热、头痛、咳嗽;燥热伤肺,咳嗽痰稠,鼻咽干燥;肝经实热或风热,目赤涩痛;肝阴不足,目暗昏花等。用量3～6克。

136

(三) 薄荷

为唇形科植物薄荷的干燥地上部分。味辛,性凉。归肺、肝经。功能疏散风热,清利头目,透疹。用于风热感冒,温病初起,发热,头痛,微恶寒;风热上攻,头痛目赤;风热壅盛,咽喉肿痛;肝气郁滞,胸胁胀闷;麻疹初起,风疹瘙痒等。用量3～6克。

(四) 蔓荆子

为马鞭草科植物单叶蔓荆或蔓荆的干燥成熟果实。

味辛,性苦。归膀胱、肝、胃经。能疏散风热,清利头目。治风热感冒,头痛头昏;风热上扰,目昏或目赤肿痛,多泪,头晕目眩。用量3～6克。

(五)柴胡

为伞形科植物柴胡或狭叶柴胡的干燥根。味苦、辛,性微寒。归肝、胆经。有和解退热,疏肝解郁,升举阳气之功效。用于感冒发热,寒热往来,胸胁苦满,口苦,咽干,目眩;疟疾;肝气郁结,胸胁胀痛,月经不调;气虚下陷,脱肛,子宫脱垂等。用量3～6克。

(六)葛根

为豆科植物野葛或甘葛藤的干燥根。味甘、辛,性凉。归脾、胃经。能发表解肌,退热,生津,透疹,升阳止泻。治外感发热头痛、项背强痛,热病烦渴;消渴证口渴、多饮;麻疹初起,疹出不畅;热痢、泄泻;高血压头痛、眩晕、项强。用量4.5～9克。

137

(七)荆芥

为唇形科植物荆芥的干燥地上部分,其花穗部分为荆芥穗。味辛,性微温。归肺、肝经。有散风解表,宣散透疹功效。用于风寒感冒,头痛;风疹瘙痒,麻疹透发不畅;疮疡初起有表证者。用量3～6克。

(八)紫苏叶

为唇形科植物紫苏的干燥叶(或带嫩枝),紫苏的干燥茎为紫苏梗。味辛,性温。归肺、脾经。能解表散寒,行气和胃,解鱼蟹毒。治风寒感冒头痛、鼻塞、咳嗽、胸闷;脾胃气滞呕恶,妊娠呕吐;食鱼蟹所致腹痛吐泻。紫苏梗能理气宽中,止痛,安胎。治胸腹气滞脘痛,痞闷,嗳气呕吐,胎动不安。用量3～6克。清宫中广为服用的仙药茶中即有紫苏叶。

(九) 生姜

为姜科植物姜的新鲜根茎。味辛,性微温。归肺、脾、胃经。有解表散寒,温中止呕,化痰止咳之效。用于风寒感冒,胃寒呕吐,风寒客肺或寒痰所致咳嗽。用量3～6克。

二、清 热 药

宫中代茶饮方中所用清热药较多,使用频率较高者大抵有以下18种,遍及清热泻火、清热燥湿、清热凉血、清热解毒及清虚热等各类。

138

(一) 天花粉

为葫芦科植物栝蒌或日本栝蒌的干燥根。味甘、微苦,性微寒。归肺、胃经。能清热生津,消肿排脓。治热病伤津,口干舌燥,烦渴;内热消渴多饮,肺热咳嗽;燥咳痰少而稠;痈肿疮疡,热毒炽盛。用量3～9克。

(二) 竹叶

为禾本科植物淡竹叶的干燥茎叶。味甘、淡,性寒。归心、胃、小肠经。有清热除烦,生津,利尿之效。用于热病烦热口渴;心火上炎,口舌生疮;小儿惊热;小便赤涩淋痛。清宫中后妃、公主等,多有长期服用竹叶、灯心代茶饮者,与其上述功能主治密切相关。用量 3～6 克。

(三) 知母

为百合科植物知母的干燥根茎。味苦、甘,性寒。归肺、胃、肾经。能清热泻火,生津滋阴润燥。治温热病,邪热亢盛,壮热烦渴;肺热咳嗽,阴虚燥咳;阴虚火旺,骨蒸潮热;阴虚内热消渴;肠燥便秘。用量 3～9 克。

(四) 栀子

为茜草科植物栀子的干燥成熟果实。味苦,性寒。归心、肺、胃、三焦经。有泻火除烦,清热利尿,凉血解毒之效。用于热病心烦、躁扰不宁;肝胆湿热所致黄疸、发热、尿赤;血热吐衄,血淋涩痛,目赤肿痛等。用量3～6 克。

(五) 芦根

为禾本科植物芦苇的新鲜或干燥根茎。味甘,性寒。归肺、胃经。能清热除烦,生津止渴,止呕,利尿。治热病伤津,烦热口渴;胃热呕哕;肺热咳嗽;肺痈咳吐脓痰;热淋涩痛等。用量 6～15 克。清宫代茶饮方中常用鲜品。

(六) 黄连

为毛茛科植物黄连、三角叶黄连或云连的干燥根茎。味苦,性寒。归心、脾、胃、肝、胆、大肠经。有清热燥湿,泻火解毒之效。用于肠胃湿热所致腹泻、痢疾、呕吐;热病火炽,壮热、烦躁、神昏;血热吐衄,痈肿疔疮,耳目肿痛,胃火消渴等。本品甚苦,故代茶饮方中用量宜小,一般 1.5～3 克。

139

（七）黄芩

为唇形科植物黄芩的干燥根。味苦,性寒。归肺、胆、脾、大肠、小肠经。能清热燥湿,泻火解毒,止血,安胎。治湿热所致黄疸、泻痢、热淋、湿温、痈肿疮毒;壮热烦渴,肺热咳嗽,血热吐衄、便血、血崩,胎热不安等。用量 1.5～4.5 克。

（八）地黄

为玄参科植物地黄的新鲜或干燥块根,前者习称鲜地黄,后者习称生地黄。鲜地黄味甘、苦,性寒。归心、肝、肾经。有清热生津,凉血、止血功效。用于热伤阴津,舌绛烦渴;发斑发疹,吐血、衄血,咽喉肿痛等。生地黄味甘,性寒。归心、肝、肾经。能清热凉血,养阴,生津。治热病伤阴耗津,舌绛烦渴;阴虚内热,骨蒸劳热;内热消渴,吐血、衄血,发疹发斑等。用量,鲜生地 9～15 克,生地黄 6～9 克。

140

（九）玄参

为玄参科植物玄参的干燥根。味甘、苦、咸,性微寒。归肺、胃、肾经。有清热凉血,滋阴,泻火解毒功效。用于温热病热入营分而伤阴劫液,舌绛身热烦渴;温热病血热壅盛,温毒发斑,咽喉肿痛;以及津伤便秘,骨蒸劳嗽,痈肿疮毒,瘰疬等。用量 3～9 克。

（十）牡丹皮

为毛茛科植物牡丹的干燥根皮。味苦、辛,性微寒。归心、肝、肾经。能清热凉血,活血化瘀。治温热病热入血分而发斑;血热妄行而吐血、衄血;及阴分伏热,夜热早凉,无汗骨蒸;经闭痛经,痈肿疮毒,跌扑伤痛等。用量3～6克。

(十一) 金银花

为忍冬科植物忍冬、红腺忍冬、山银花或毛花柱忍冬的干燥花蕾或带初开的花。味甘,性寒。归肺、心、胃、大肠经。有清热解毒,凉散风热之效。用于外感风热或温病初起,发热而微恶风寒者;又治热入气分、壮热、烦渴;热入营血,舌绛、发斑;痈肿疔疮,热毒泻痢,丹毒,喉痹等。用量 6～12 克。

(十二) 连翘

为木犀科植物连翘的干燥果实。味苦,微寒。归肺、心、小肠经。能清热解毒,消痈散结。治外感风热或温病初起;温热入营而高热烦渴、神昏发斑;热毒蕴结所致痈疽疮毒、瘰疬、丹毒,乳痈及热淋尿闭等。用量 3～9 克。

141

(十三) 青果

为橄榄科植物橄榄的干燥成熟果实。味甘、酸,性平。归肺、胃经。有清热,利咽,生津,解毒之效。用于咽喉肿痛,口干烦渴,肺热咳嗽,鱼蟹中毒。用量 3～6 克。

(十四) 青蒿

为菊科植物黄花蒿的干燥地上部分。味苦、辛,性寒,归肝、胆经。能清退虚热,凉血除蒸,解暑,截疟,治阴虚发热,骨蒸劳热,温热之邪入于阴分,而夜热早凉,疟疾寒热,暑邪发热及湿热黄疸等。用量 3～6 克。

（十五）地骨皮

为茄科植物枸杞或宁夏枸杞的干燥根皮。味甘,性寒。归肺、肝、肾经。有凉血除蒸,清肺降火之效。用于阴虚血热,骨蒸潮热、盗汗,小儿疳疾发热,肺热咳嗽,血热妄行,咯血、衄血,内热消渴等。用量3～9克。

（十六）藕

为睡莲科植物莲的肥大根茎。味甘,性寒。归心、脾、胃经。能清热,凉血,散瘀。治热病烦渴,吐血、衄血,热淋。熟用有健脾,开胃,益血,生肌,止泻之效。代茶饮方中常生用。用量12～30克。

（十七）梨

为蔷薇科植物白梨、沙梨、秋子梨等栽培品种的果实。味甘、微酸,性凉。归肺、胃经。有清热,生津,润燥,化痰之效。用于热病津伤烦渴,肺热、肺燥咳嗽,痰热惊狂,便秘。用量15～30克。

（十八）荸荠

为莎草科植物荸荠的球茎。味甘,性寒。归肺、胃经。能清热,化痰,消积。治温病消渴,咽喉肿痛,目赤,热淋,黄疸,痞积等。用量15～30克。

三、祛湿药

清代宫廷代茶饮方中,常用的祛湿药,包括:苍术、厚朴、藿香、砂仁等芳香化湿药,及茯苓、薏苡仁、泽泻、灯心草、滑石等利水渗湿药。这些药物在代茶饮方中使用频率均较高。

（一）苍术

为菊科植物茅苍术或北苍术的干燥根茎。味辛、苦、性温。归脾、胃、肝经。有燥湿健脾，祛风湿，散寒，明目之效。用于湿阻中焦，脘腹胀满，纳呆呕恶，风寒湿痹，脚膝肿痛，痿软无力，风寒感冒，雀目夜盲，眼目昏涩等。用量3～6克。

（二）厚朴

为木兰科植物厚朴或凹叶厚朴的干燥干皮、根皮及枝皮。味苦、辛，性温。归脾、胃、肺、大肠经。能燥湿消痰，下气除满，消积，平喘。治湿阻、食积、气滞所致脾胃不和，脘腹胀满，吐泻，便秘及痰饮咳嗽气喘等。用量1.5～6克。清宫代茶饮方中还常用厚朴花，有理气、化湿之效，用于胸脘痞闷胀满，纳谷不香，用量 1.5～4.5克。

143

（三）广藿香

为唇形科植物广藿香的干燥地上部分。味辛，性微温。归脾、胃、肺经。有芳化湿浊，开胃止呕，发表解暑之效。用于湿浊中阻，脘痞呕吐；暑湿证及湿温初起，恶寒发热，倦怠胸闷，呕恶泄泻；鼻渊头痛等。用量3～6克。鲜藿香解暑之力较强，夏季可用本品开水沏代茶，作清暑保健饮料。一般认为，藿香叶偏于发表，藿香梗偏于和中，清宫代茶饮方中一般多用藿香梗。

（四）砂仁

为姜科植物阳春砂、绿壳砂或海南砂的干燥成熟果实。味辛，性温。归脾、胃、肾经。能化湿开胃，温中止泻，行气，安胎。治湿阻中焦及脾胃气滞所致脘腹胀痛，不思饮食，呕吐泄泻，尤宜于脾寒泄泻；又治妊娠恶阻，胎动不安。用量1.5～3克。

（五）茯苓

为多孔菌科真菌茯苓的干燥菌核。味甘、淡，性平。归心、肺、脾、肾经。有利水渗湿，健脾，宁心安神之效。用于水湿、停饮之证，如小便不利、水肿、痰饮眩悸；又治脾虚食少，便溏泄泻，心神不安，惊悸失眠等。用量6～12克。茯苓在加工时，皮层下的赤色部分，为赤茯苓，偏于利湿；带有松根的白色部分，为茯神，偏于安神。在清宫代茶饮方中，赤茯苓与茯神均属常用。

144

（六）薏苡仁

为禾本科植物薏苡的干燥成熟种仁。味甘、淡，性凉。归脾、胃、肺经。能利水渗湿，健脾止泻，舒筋除痹，清热排脓。治小便不利，水肿，脚气，脾虚泄泻，湿痹拘挛，肺痈、肠痈，及湿温病邪在气分，湿邪偏胜者。用量6～15克。

（七）泽泻

为泽泻科植物泽泻的干燥块茎。味甘、淡，性寒。归肾、膀胱经。有利水渗湿，泄热之效。用于小便不利，水肿胀满，泄泻尿少；痰饮眩晕；下焦湿热，热淋涩痛。有降脂作用,又可治高血脂症。用量3～9克。清宫仙药茶中有本药。

(八) 灯心草

为灯心草科植物灯心草的干燥茎髓。味甘、淡,性微寒。归心、肺、小肠经。能利水通淋,清心除烦。治热证小便不利,淋漓涩痛,心热烦躁,小儿夜啼,口舌生疮。用量0.5～3克。宫中常用本药与竹叶相伍入代茶饮方。

(九) 滑石

为硅酸盐类矿物滑石族滑石,主含含水硅酸镁。味甘、淡,性寒。归膀胱、肺、胃经。有利水通淋,清热解暑,祛湿敛疮之效。用于小便不利,热淋,石淋,尿热涩痛,暑湿烦渴,湿热水泻,湿温胸闷等。用量6～12克。

四、消 导 药

消导药是清宫代茶饮方中十分常用的一类药物,其中尤以"三仙"(山楂、神曲、麦芽)用之甚多。

(一) 山楂

为蔷薇科植物山里红或山楂的干燥成熟果实。味酸、甘,性微温。归脾、胃、肝经。能消食化积健胃,活血散瘀。治食滞不化,肉积不消,脘腹胀满;泻痢腹痛;瘀血经闭,产后瘀阻;心腹刺痛,疝气疼痛。有降脂、降压等作用,又可用于高脂血症、高血压病及冠心病。用量4.5～12克。用于消食导滞时宜用焦山楂。清宫仙药茶中配伍有本药。

（二）神曲

为面粉和若干种药物混合后经发酵而成的加工品。味甘、辛,性温。归脾、胃经。有消食化积,健胃和中之效。用于食积不化,脘腹胀满,不思饮食及肠鸣泄泻等。用量4.5～12克。宜炒至有焦香气入药,为焦三仙之一。

（三）麦芽

为禾本科植物大麦的成熟果实经发芽干燥而得。味甘,性平。归脾、胃、肝经。能消食化积,健脾开胃,回乳消胀,疏肝行气。治食积不化,脘腹胀痛;脾虚食少;乳汁郁积,乳房胀痛;肝郁气滞之证。一般生麦芽用于健脾和胃疏肝通乳,炒麦芽用于行气消食回乳,焦麦芽用于消食化滞。用量 4.5～12 克。

（四）谷芽

146

为禾本科植物粟的成熟果实经发芽处理而得。味甘,性温。归脾、胃经。有消食和中,健脾开胃之效。用于食积停滞,消化不良;脾胃虚弱,不饥食少。一般炒谷芽偏于消食,焦谷芽善化积滞。用量 4.5～12 克。

五、理 气 药

理气药大多气香性温,能疏调气机,在清宫代茶饮方中也属常用之品,如陈皮、香附、青皮、枳壳、槟榔等。

（一）陈皮

为芸香科植物橘及其栽培变种的干燥成熟果皮。味苦、辛,性温。归肺、脾经。能理气健脾,燥湿化痰。治脾胃气滞所致之脘腹胀满,嗳气呕恶;肝脾不和所致腹痛泄泻;湿浊中阻所致胸闷腹胀,纳呆倦怠便溏;及脾虚食少,痰湿咳嗽。用量 1.5~6 克。清宫代茶饮方中还常用橘络和橘红,前者能宣通经络,行气化痰;后者有理气宽中,燥湿化痰之效。

(二) 香附

为莎草科植物莎草的干燥根茎。味辛、微苦、微甘,性平。归肝、脾、三焦经。有疏肝行气解郁,调经止痛之效。用于肝郁气滞所致胸、胁、脘腹胀痛,胸脘痞闷,寒疝腹痛;月经不调,经闭痛经,乳房胀痛。用量 3~6 克。

(三) 青皮

为芸香科植物橘及其栽培变种的干燥幼果或未成熟果实的果皮。味苦、辛,性温。归肝、胆、胃经。能疏肝破气,消积散结化滞。治肝气郁滞所致胁肋胀痛、乳房胀痛及疝气疼痛;食积不化所致胃脘痞闷胀痛;气滞血瘀所致癥瘕积聚。用量 1.5~6 克。

147

(四) 枳壳

为芸香科植物酸橙及其栽培变种的干燥未成熟果实。味苦、辛、酸,性微寒。归脾、胃经。有理气宽中,行滞消胀之效。用于胸胁气滞,胀满疼痛,食积不化,痰饮内停;又治胃下垂、脱肛、子宫脱垂。用量 1.5~6 克。

(五) 槟榔

为棕榈科植物槟榔的干燥成熟种子。味苦、辛,性温。归胃、大肠经。能杀虫,消积,降气,行水。治多种肠寄生虫病,虫积腹痛,食积气滞,腹胀便秘,泻痢后重,水肿脚气及疟疾。用量3～6克。

六、理 血 药

理血药包括活血祛瘀药和止血药,在清代宫廷代茶饮方中使用相对较少。使用频率较高的有丹参、川芎、郁金等活血祛瘀药及属于止血药的藕节等。

(一) 丹参

为唇形科植物丹参的干燥根及根茎。味苦,性微寒。归心、心包、肝经。有活血祛瘀,通经止痛,凉血消痈,清心除烦,养血安神之效。用于月经不调,经闭痛经;胸腹刺痛,癥瘕积聚,跌打损伤;热痹疼痛,疮疡肿毒;心悸怔忡失眠;及热入营血,高热谵语,烦躁发斑等。用量4.5～12克。

148

(二) 川芎

为伞形科植物川芎的干燥根茎。味辛,性温。归肝、胆、心包经。能活血行气,祛风止痛。治月经不调,经闭痛经,产后瘀阻腹痛;胸胁刺痛,跌仆肿痛,头痛,风湿痹痛,癥瘕腹痛等。用量3～6克。

(三) 郁金

为姜科植物温郁金、姜黄、广西莪术或蓬莪术的干燥块根。味辛、苦,性寒。归心、肝、胆经。有活血化瘀止痛,行气解郁,凉血清心,利胆退黄之效。用于肝气郁滞、血瘀内阻所致胸腹胁肋胀痛，月经不调，经闭痛经，癥瘕痞块；痰浊蒙蔽而致癫痫发狂，神志不清；以及黄疸、胆石、吐衄等。用量 3～6 克。

（四）藕节

为睡莲科植物莲的干燥根茎节部。味甘、涩，性平。归肝、肺、胃经。能止血，消瘀。治吐血、咯血、尿血、崩漏等多种出血之证。生用止血化瘀，炒炭用收涩止血。用量 6～12 克。

七、止咳化痰药

清宫代茶饮方中常用的止咳化痰药大致有两类：一类是桔梗、竹茹、半夏、贝母、瓜蒌等化痰药；另一类是杏仁、枇杷叶、桑白皮等止咳平喘药。

（一）桔梗

为桔梗科植物桔梗的干燥根。味苦、辛，性平。归肺经。有宣肺，利咽，祛痰，排脓之效。用于咳嗽痰多，或咳痰不爽，胸闷不畅，咽痛音哑，肺痈咳吐脓血，疮疡脓成不溃。用量 1.5～6 克。

（二）竹茹

为禾本科植物青秆竹、大头典竹或淡竹的茎秆的干燥中间层。味甘，性微寒。归肺、胃、胆经。能清热化痰，除烦止呕。治肺热咳嗽，咳痰黄稠；胆火夹痰犯肺扰心所致胸闷痰多，烦热呕吐，惊悸失眠；又治中风痰逆，舌强不语；胃热呕吐，妊娠恶阻。用量 3～6 克。

(三) 半夏

为天南星科植物半夏的干燥块茎。味辛,性温,有毒。归脾、胃、肺经。有燥湿化痰,降逆止呕,消痞散结之效。用于痰涎壅滞所致的痰多咳喘,痰饮眩悸,风痰眩晕,痰厥头痛;胃气上逆之恶心呕吐;痰热互结之胸脘痞闷;气郁痰结之梅核气及瘿瘤痰核等。用量1.5~4.5克。

(四) 川贝母

为百合科植物川贝母、暗紫贝母、甘肃贝母或梭砂贝母的干燥鳞茎。味苦、甘,性微寒。归肺、心经。能清热润肺,化痰止咳。治肺热燥咳,干咳少痰;阴虚劳嗽,咯痰带血。用量1.5~6克。

(五) 浙贝母

为百合科植物浙贝母的干燥鳞茎。味苦,性寒。归肺、心经。有清热化痰,开郁散结之效。用于风热、燥热、痰火所致之咳嗽、心胸郁闷及肺痈、乳痈、瘰疬、疮毒等。用量1.5~6克。

(六) 瓜蒌

为葫芦科植物栝蒌或双边栝蒌的干燥成熟果实。味甘、微苦,性寒。归肺、胃、大肠经。能清肺涤痰,宽胸散结,润肺化痰,滑肠通便。瓜蒌皮偏于前两项功效,瓜蒌仁则偏于后两项。治肺热咳嗽,咳痰黄稠;胸痹心痛,痰热结胸,胸膈痞闷或作痛;乳痈、肺痈;肠燥便秘等。用量4.5~9克。

（七）苦杏仁

为蔷薇科植物山杏、西伯利亚杏、东北杏，或杏的干燥成熟种子。味苦，性微温；有小毒。归肺、大肠经。有降气止咳平喘，润肠通便之效。用于咳嗽气喘，胸满痰多，肠燥便秘。用量1.5～4.5克。

（八）枇杷叶

为蔷薇科植物枇杷的干燥叶。味苦，性微寒。归肺、胃经。能清肺止咳，和胃降逆止呕。治肺热咳嗽，咳喘痰稠；气逆喘急，胃热呕逆，烦热口渴。用量1.5～4.5克。

（九）桑白皮

为桑科植物桑的干燥根皮。味甘，性寒。归肺经。有泻肺平喘，利水消肿之效。常用于肺热喘咳痰多，面目肌肤浮肿，小便不利。用量3～9克。

八、安 神 药

宫廷代茶饮方中所用安神药，以酸枣仁最常用，另外还常用远志、龙骨、石菖蒲等。茯神已在祛湿药茯苓中作了介绍。

（一）酸枣仁

为鼠李科植物酸枣的干燥成熟种子。味甘、酸，性平。归心、肝、胆经。能养心安神，补肝，敛汗，生津。治心肝血虚引起的虚烦失眠，惊悸怔忡；体虚自汗、盗汗；津伤口渴。用量6～12克。

（二）远志

为远志科植物远志或卵叶远志的干燥根。味苦、辛，性温。归心、肾、肺经。有宁心安神益智，祛痰开窍，消痈肿之效。用于心神不安，失眠多梦，惊悸健忘；痰阻心窍，神志恍惚，精神错乱；以及咳痰不爽，痈疽肿毒，乳房肿痛。用量1.5～4.5克。

（三）龙骨

为古代哺乳动物如三趾马、鹿类、牛类、象类等的骨骼化石或象类门齿的化石。味甘、涩，性微寒。归心、肝经。能镇静安神，平肝潜阳，收敛固涩。治神志不安，心悸失眠，惊痫癫狂；阴虚阳亢所致烦躁易怒，头晕目眩；及遗精、带下、虚汗、崩漏等。用量6～15克。

（四）石菖蒲

为天南星科植物石菖蒲的干燥根茎。味辛、苦，性温。归心、胃经。有开窍豁痰，醒神宁心益智，化湿开胃之效。用于湿浊与痰邪所致之神志昏乱，癫狂痴呆；健忘耳鸣耳聋；及胸腹胀闷，脘痞不饥，噤口下痢。用量1.5～4.5克。

九、补气药

补气药是清宫代茶饮方中很常用的一类药，其中使用频率较高的有人参、西洋参、黄芪、甘草、白术、大枣、白扁豆等。

（一）人参

为五加科植物人参的干燥根。味甘、微苦，性微温。

152

归脾、肺、心经。能大补元气,复脉固脱,补脾益肺,生津止渴,安神增智。治体虚欲脱,肢冷脉微;脾虚食少,倦怠乏力;肺虚短气,喘咳自汗;津伤口渴,内热消渴;失眠多梦,惊悸健忘;阳痿宫冷,久病虚羸。可用治心力衰竭、心源性休克。宫中补气类代茶饮中,人参是最常用药之一。用量3~6克。

(二) 西洋参

为五加科植物西洋参的干燥根。味苦、微甘,性寒。归心、肺、肾经。有补气养阴,清火生津之效。用于气阴两虚,倦怠乏力,烦躁口渴;阴虚火旺之喘咳痰血,津液不足,口干舌燥。用量1.5~4.5克。

(三) 黄芪

为豆科植物蒙古黄芪或膜荚黄芪的干燥根。味甘,性温。归肺、脾经。能补气升阳,益卫固表,利水退肿,托毒排脓,敛疮生肌。治气虚乏力,食少便溏;中气下陷,久泻脱肛,脏器下垂;气不摄血,便血崩漏;表虚自汗;气虚水肿;痈疽难溃,溃久不敛;血虚萎黄;内热消渴。近年还常用治慢性肾炎蛋白尿、糖尿病、中风后遗症等。用量6~15克。

(四) 甘草

为豆科植物甘草、胀果甘草或尖果甘草的干燥根及根茎。味甘、性平。归心、肺、脾、胃经。有补脾益气,清热解毒,祛痰止咳,缓急止痛,缓和药性之效。用于脾胃虚弱,倦怠乏力,气短心悸,食少便溏;咳嗽痰多;痈肿疮毒;脘腹、四肢挛急疼痛;还用于缓解药物毒性、烈性,治食物、药物中毒。用量1.5～6克。健脾益气复脉用炙甘草。

(五) 白术

为菊科植物白术的干燥根茎。味苦、甘,性温。归脾、胃经。能健脾益气,燥湿利水,止汗,安胎。治脾气虚弱,倦怠乏力,食少便溏,脘腹胀满;痰饮眩晕,水肿;自汗;胎动不安。用量3～9克。燥湿利水宜生用,健脾和胃安胎宜土炒用。

(六) 大枣

为鼠李科植物枣的干燥成熟果实。味甘,性温。归脾、胃经。有补中益气,养血安神,缓和药性之效。用于中气不足,脾胃虚弱,体倦乏力,食少便溏;血虚萎黄;妇女脏躁;又常配伍峻烈药同用以缓和药性。用量6～12克。

(七) 白扁豆

为豆科植物扁豆的干燥成熟种子。味甘,性微温。归脾、胃经。能健脾化湿,和中消暑。治脾虚食少便溏,倦怠乏力,白带过多;暑湿吐泻,胸闷腹胀。用量6～12克。健脾止泻宜炒用。

十、助阳及温里药

清宫代茶饮方中,较少使用温阳药及温里药。其中使用频率相对较高者,只有杜仲、肉桂、吴茱萸等几种。

(一) 杜仲

为杜仲科植物杜仲的干燥树皮。味甘,性温。归肝、肾经。有补肝肾,强筋骨及安胎之效。用于肾虚腰痛,筋骨无力,阳痿尿频;妊娠漏血,胎动不安,又治高血压病。用量 3～6 克。

(二) 肉桂

为樟科植物肉桂的干燥树皮。味辛、甘,性大热。归肾、脾、心、肝经。能补火助阳,引火归元,散寒止痛,活血通经。治脾肾阳虚,命门火衰,畏寒肢冷,腰膝痿软,脘腹冷痛,阳痿尿频;宫冷经闭痛经;寒湿痹痛;肾虚作喘,阳虚眩晕;虚寒吐泻,寒疝,奔豚,阴疽等。用量 1～3 克。

(三) 吴茱萸

为芸香科植物吴茱萸、石虎或疏毛吴茱萸的干燥将近成熟果实。味辛、苦,性热;有小毒。归肝、脾、胃、肾经。有散寒止痛,降逆止呕,助阳止泻之效。用于厥阴头痛,寒疝腹痛,脾肾虚寒之久泻、五更泻,寒湿脚气,经行腹痛,脘腹胀痛,呕吐吞酸。用量 1～3 克。

十一、养 血 药

宫中代茶饮方中常用的养血药有当归、熟地、白芍等。

(一) 当归

为伞形科植物当归的干燥根。味甘、辛,性温。归肝、心、脾经。能补血治血,调经止痛,润肠通便。治血虚诸证,面色萎黄,眩晕心悸;月经不调,经闭痛经;虚寒腹痛;跌打损伤,瘀血作痛,痹痛麻木;痈疽疮疡;肠燥便秘等。用量3~6克。

（二）熟地

为玄参科植物地黄的根,经加工炮制而成。味甘,性微温。归肝、肾经。有养血滋阴,补精益髓之效。用于血虚萎黄,眩晕心悸;月经不调,崩漏;腰酸脚软,耳鸣耳聋,须发早白;肾阴不足,潮热盗汗,遗精,消渴等。用量6~15克。

（三）白芍

为毛茛科植物芍药的干燥根。味苦、酸,性微寒。归肝、脾经。能养血调经,敛阴止汗,柔肝止痛,平抑肝阳。治血虚萎黄,月经不调,经行腹痛,自汗盗汗,眩晕头痛,胁肋疼痛,四肢挛痛。用量3~12克。

十二、滋 阴 药

清宫代茶饮方中,滋阴类中药是很常用的,其中使用频率高的有麦冬、天冬、沙参、石斛等。

（一）麦冬

为百合科植物麦冬的干燥块根。味甘、微苦,性微寒。归心、肺、胃经。有养阴生津,润肺益胃,清心除烦之效。用于肺燥干咳,虚劳咳嗽,劳热咯血,津伤口渴,心烦失眠,内热消渴,肠燥便秘等。用量3~9克。

（二）天冬

为百合科植物天冬的干燥块根。味甘、苦,性寒。归肺、肾经。能滋阴润燥生津,清肺降火。治肺燥干咳痰黏,劳嗽咯血,咽干口渴,津亏消渴,肠燥便秘。用量3～9克。

(三) 沙参

沙参有南沙参与北沙参两类。北沙参为伞形科植物珊瑚菜的干燥根,南沙参为桔梗科植物轮叶沙参或杏叶沙参的干燥根。前者味甘、微苦,后者味甘;两者均微寒性,均归肺、胃经,都有养阴清肺之效,均可用于肺热燥咳,劳嗽痰血。北沙参又能益胃生津,治热病津伤口渴;南沙参则能化痰益气,治干咳痰黏,气阴不足,烦热口干。用量3～9克。

(四) 石斛

为兰科植物环草石斛、马鞭石斛、黄草石斛、铁皮石斛或金钗石斛的新鲜或干燥茎。味甘,性微寒。归胃、肾经。能益胃生津,滋阴清热。治热病伤津或胃阴不足,口干烦渴,食少干呕,病后虚热,及目暗不明,腰膝软弱等。用量3～9克,鲜品加倍。

157

十三、其 他 药

(一) 羚羊角

为牛科动物赛加羚羊的角。味咸,性寒。归肝、心经。有平肝熄风,清肝明目,清热解毒之效。用于肝风内动,惊痫抽搐;壮热神昏,谵语躁狂;肝火炽盛,头痛目赤;肝阳上亢,头晕目眩。用量0.5～2克。清宫代茶饮方中,很少用动物药,羚羊角则是一例外,使用频率较高。

由于质硬,宜单煎2小时以上,代茶饮。

(二) 五味子

为木兰科植物五味子或华中五味子的干燥成熟果实。味酸、甘,性温。归肺、心、肾经。能敛肺滋肾,益气生津,涩精敛汗止泻,宁心安神。治久咳虚喘,津伤口渴,短气脉虚,自汗盗汗,梦遗滑精,遗尿尿频,久泻不止,虚烦心悸,失眠多梦,内热消渴。用量1.5~3克。

(三) 莲须

为睡莲科植物莲的干燥雄蕊。味甘、涩,性平。归心、肾经。有固肾清心,涩精止血之效。用于梦遗滑精,遗尿尿频,带下,吐血崩漏。用量1.5~3克。本品在光绪皇帝服用的滋益清上代茶饮等方中多次使用,系针对光绪长期所患遗精症的。

158

(四) 荷叶

为睡莲科植物莲的干燥叶。味苦、涩,性平。归肝、脾、胃经。能清热解暑利湿,升发清阳,凉血止血。治暑热烦渴,暑湿泄泻,脾虚泄泻,血热吐衄、崩漏、便血。用量3~9克,鲜品加倍。近年在降脂减肥代茶饮方中常用本品。

(五) 荷梗

为睡莲科植物莲的干燥叶柄或花柄。有清热解暑,通气行水之效。用于暑热、暑湿所致胸闷心烦,泄泻,痢疾,淋病,带下。用量6~9克。荷叶与荷梗均为夏季祛暑保健类代茶饮方中常用之品。

第五章　清宫代茶饮的应用

　　文史资料出版社 1982 年出版的《晚清宫廷生活见闻》一书,载有爱新觉罗·溥佳撰写的《清宫回忆》。文章中说:"宫里设太医院,是专为皇上和后妃们看病的。太医院的医生称为'太医'。我经常看见溥仪叫太医来给他诊脉。起初,我还真以为他病了,后来我才知道,没有病也可以叫太医来诊脉,这叫做'请平安脉'。太医给溥仪诊脉时,还得跪在地上,诊毕即使没病,也要开一个药方,叫做'代茶饮'。至于溥仪是否服用,那就不得而知了。"

　　溥佳先生的回忆表明,到了晚清,代茶饮在宫廷中已成为日常用的药方。翻阅全部清宫档案,清代初、中叶并非如此。

　　由于代茶饮方小功专,服用方便,可以多服、频服,因此它不仅被广泛用于疾病的针对性治疗,用于疾病的善后调理,甚至在危重病的抢救中,也不时崭露头角,成为清代宫廷太医院治疗疾病的特有剂型。

第一节　危重病的抢救

　　中国传统医学历来重视危重病的治疗,但运用代茶饮来抢救脱证和热毒内陷证,清代宫廷医学却独树一帜。

一、脱　证

脱证的抢救,清宫太医首重益气养阴育神。使用代茶饮时,也体现了这一特点。兹举三例说明之。

病例一:乾隆朝定贵人脉案

乾隆二十年十二月初九日,崔文光、王世安请得定贵人脉息沉缓无力,原系肝阴不足之证。惟病后气血衰微,因循日久,以致脾土虚败,胃气日渐消耗,恐成虚脱之证。今议用参苓代茶饮一帖调理。

沙参五钱,块苓三钱,天冬二钱。

初十日,崔文光、王世安请得定贵人脉息沉细无力。因病后气血衰微,脾土已虚,胃气日渐消耗,以致嬉笑无常,恐成脱惫之象。今议用照原方参苓代茶饮一帖,加五味子五粒调理。

十一日,崔文光、王世安请得定贵人脉息沉细无力。因病后气血衰微,脾土虚败,神志时昏时明,嬉笑无常,胃气日渐消耗,恐成脱惫之象,今议用参麦代茶饮一帖调理。

沙参五钱,麦冬四钱,块苓三钱,五味子五粒。

十三日亥初二刻,沙履谦请得定贵人六脉微细欲绝。因病久气血亏尽,真元将散,已见脱惫之象。急用生脉饮一帖竭力救治,相应挪移。又于子初一刻,请得定贵人六脉俱无,于(巳)时逝了。

病例二:嘉庆朝玉贵人脉案

嘉庆十九年三月初八日,张自兴、刘德福请得玉贵人脉息虚细无力。原系素有血枯筋挛之症,用药以来,抽搐虽止,惟病久耗伤气血,胃气过虚,昨服归脾汤脉症仍前。此由真气已亏,汤剂不能运化,病势重大。今设法议用参莲饮调治。

党参五钱,莲肉五钱,水煎代茶。

嘉庆十九年十月初五日,王泽溥、李承缮请得玉贵人脉息微细。原系血枯旧症。今因抽搐,复伤血液,胃气日渐消耗,饮食艰难,舌强不语。今勉用生脉代茶饮。

党参三钱,麦冬四钱,五味子一钱五分。

十月初六日,栗世雄、朱希文请得玉贵人脉息细小。原系血枯旧症。今因搐搦,复伤血液,四肢不举,胃气渐减,饮食懒思,日渐消耗。今仍勉用生脉代茶饮。

病例三:光绪朝慈禧皇太后脉案

光绪三十四年十月二十二日子刻,张仲元、戴家瑜谨拟皇太后滋胃和中代茶饮。

竹茹一钱朱拌,鲜青果十个去尖研,厚朴花五分,羚羊五分,水煎温服。

十月二十二日寅刻,张仲元、戴家瑜谨拟皇太后育神化痰代茶饮。

朱茯神二钱,朱麦冬二钱,橘红八分署内,鲜青果十个去尖研,水煎温服。

十月二十二日午刻,张仲元、戴家瑜谨拟皇太后益气生津代茶饮。

人参六分,鲜石斛二钱,麦冬二钱去心,鲜青果五个去尖研,老米一两,水煎温服。

十月二十二日,张仲元、戴家瑜请得皇太后脉息欲绝,气短痰壅,势将脱败,急以生脉饮尽力调理,以尽血忱。

人参一钱五分,五味子一钱五分,麦冬三钱,水煎灌服。

十月二十二日,张仲元、戴家瑜请得皇太后六脉已绝,正三刻升霞。

按以上三例脉案均为危重病脉案。其中定贵人、玉贵人皆为气血双虚,血不荣筋,抽搐之证;慈禧皇太后则属年老体衰,气阴两虚,肝阳上亢,痰饮上泛,阴阳离决之候。病虽不同,但因虚致危则一致。故采用益气养阴、扶正固脱之代茶饮法,均系切中病机之治。

二、热毒内陷证

此处所谈热毒内陷证,是指天花(痘疮)毒陷。清宫记载典型病例为同治皇帝脉案,在垂危阶段亦使用代茶饮治之。具体记述如下:

同治十三年十一月三十日辰刻,李德立、庄守和请得皇上脉息弦数。肾俞发浆汁渐少而浓,知觉痛痒,阴转为阳之象。长强紫肿见小,口渴晡热亦减。惟水不济火,胃阳蓄积生热,以致面颊肿硬,牙浮口黏,胸满嘈杂……

十二月初一日丑刻,和脾代茶饮。

茯苓三钱研,白术二钱土炒,白芍二钱炒,炙草一钱,温水煎服。

止渴漱口方(方略)早、午、晚熬三分。

平胃代茶饮:

苍术一钱五分炒,老厚朴一钱五分炙,橘皮二钱,半夏三钱炙,神曲三钱炒,引用生姜三片,水煎代茶。

十二月初三日戌刻,平胃代茶饮。

竹茹三钱,化橘红二钱,半夏三钱炙,香附三钱炙研,建曲三钱,水煎温服。

十二月初五日酉刻,李德立、庄守和请得皇上六脉已绝。灌生脉饮不能下咽,元气脱败,于酉时崩逝。

按:同治皇帝载淳,为慈禧皇太后之子,六岁冲龄登极。因禀赋素弱,十九岁患天花,结痂落痂延迟至二十余日,且转变为痘痈。肾元久虚,毒盛邪陷,虽用托毒之法亦难使邪毒外透。致众病蜂起,终至不救。由于毒陷脾胃二经,出现面颊肿硬,牙浮口黏,胸满嘈杂诸症,故御医投以和脾、平胃代茶饮,希冀通过调理脾胃,以驱其邪毒。方中苓术健脾,苍、朴和胃,橘、半化痰降逆,皆属切合病机之品。但药力难于胜病,诚为憾事。

第二节　病证的针对性治疗

163

一、感　冒

感冒是因风邪病毒侵袭人体而致的急性疾病,临床表现以恶风、发热、鼻塞、流涕、脉浮为其特征。由于风邪可随季节变化夹他邪侵犯人体,致产生风寒、风热、夹暑、表里同病等感冒类型。现将代茶饮在本病中的应用选介如次,有关方药的论述解释,均请参阅第四章。

(一) 风寒束表

该型见于嘉庆十九年十二月二十八日刘钲诊治五阿

哥脉案。

【主证】恶寒重,发热轻,无汗或少汗,四肢酸楚,鼻有清涕,脉息浮缓。

【证候分析】风寒之邪客于皮毛,内舍于肺。寒为阴邪,卫气凝闭,卫外之阳被遏,致见恶寒重,发热轻,无汗或少汗。经气运行不畅,故四肢酸痛。肺气不宣,则鼻流清涕。脉鼻浮缓,为风邪在表之象。

【治法】解表散寒,兼调气机。

【方药】(荆防)代茶饮。

荆芥八分,防风八分,苏叶八分,葛根八分,桔梗八分,枳壳七分,前胡八分,广皮八分,甘草三分,引生姜一片,灯心二子。

若咳嗽、咽红,加入杏仁八分,半夏一钱,前胡一钱,僵蚕一钱。

164

(二) 内热感风

该型见于宣统三年三月二十六日亥刻李崇光诊治皇上脉案。

【主证】身热,微恶风,或有汗泄,胸满烦急,两手大汗,大便不调,脉息右寸关微浮而数。

【证候分析】内蓄滞热,微感风凉,表里同病。风凉伤于卫分,迫使营阴外泄,致身热微恶风,或有汗泄。滞热留扰胸中、伤及肠胃,故胸满烦急、大便不调、两手大汗。右寸关属肺脾,微浮而数,乃两脏内热感风之象。

【治法】清热和表。

【方药】和表清热代茶饮。

菊花一钱,桑叶一钱,麦冬二钱,竹茹二钱,水煎代茶。

若中脘隐隐作痛,本方加炒杭芍一钱,木香五分_研,焦楂炭二钱,谷芽二钱_炒。大便不通,引用一捻金(黑白丑、槟榔、大黄、人参)六分煎。

(三) 感受暑湿

该型见于光绪五年闰五月二十六日酉刻张仲元诊治皇上脉案。

【主证】头痛眩晕,先冷后烧,身肢酸倦,类似疟疾,脉息左寸关沉弦而数,右寸关滑数。

【证候分析】胃蓄饮滞,感受暑瘟。暑湿之邪由表渐及募原半表半里之分,邪气入阴出阳,与正气交争,致见头痛而晕,先冷后烧,类似疟疾之证。身肢困倦,脉寸关沉滑数,皆为湿热内蓄所致。

【治法】清解暑湿,和中化滞。

【方药】

苏叶二钱,薄荷一钱五分,防风三钱,藿香叶三钱,枳壳三钱_炒,厚朴三钱_炙,槟榔三钱,半夏曲三钱,建曲三钱_炒,条芩三钱,陈皮三钱,生杭芍三钱,水煎温服。

(四) 胆热感风

该型见于宣统十五年二月初八日赵文奎诊治淑妃(文绣)脉案。

【主证】发热恶风,头痛身疼,目赤口苦,胸满便结,脉息弦数。

165

【证候分析】胆经蓄热，外感风邪，表里同病。风邪伤于太阳、阳明诸经，致发热恶风、头痛身疼；胆热及胃，循经上窜，故目赤口苦，胸满便结，脉息弦数。

【治法】散风清头，清脾泻火。

【方药】淑妃代茶饮。

粉葛根一钱五分，薄荷一钱五分，白芷二钱，防风一钱五分，大瓜蒌三钱，橘络二钱，黄芩三钱，炒栀三钱，腹皮子各二钱，钩藤三钱，胆草二钱，连翘三钱，水煎代茶。

二、咳　嗽

咳嗽为常见病、多发病，病位主要在肺。昔贤谓：有声无痰曰咳，有痰无声曰嗽，有痰有声曰咳嗽。其病理变化多端，外因、内因凡影响到肺脏者，皆可致咳。故古人云："肺体属金，譬如钟然，钟非叩不鸣。风寒暑湿燥火，六淫之邪，自外叩之则鸣；劳欲情志，饮食炙煿之火，自内攻之则亦鸣。"这是咳嗽形成的大略。治疗之法，外因致咳嗽者宜解散为先，内因致咳嗽者宜清润为主。兼痰兼喘，随症治之。清代宫廷医案中之咳嗽脉案，主要见于乾隆定郡王、嘉庆孝慎成皇后、道光三公主、咸丰懿嫔、丽皇贵妃、光绪皇帝、太监李莲英，以及珍嫔的医疗记录，代茶饮之应用虽遵古法而多有创新，独具一格。

（一）外因咳嗽

1. 内热感凉

【主证】咳嗽阵作，口渴咽干，身热有汗，鼻塞流涕，有时作喘，脉息滑数。

【证候分析】风邪外束，肺热内郁。肺气失于肃降，故咳嗽阵作，有时作喘。表邪未祛，肺气不利，致身热有汗，鼻塞流涕。口渴咽干、脉息滑数，皆由肺胃郁热引起。

【治法】清泻肺热，解肌宣窍。

【方药】清肺代茶饮。

葛根一钱五分，麦冬一钱五分，桑皮一钱五分，藿香八分，煎汤代茶。

2. 肺燥湿饮

【主证】感冒初愈，夜间微嗽，喉中发咸，口黏身软，食谷欠香，脉息左部和缓，右寸关滑而稍数。

【证候分析】皮毛之邪气虽解，肺中之余热未清。夜间天气偏凉，皮毛紧束，肺气不能由皮毛外达，失于宣肃，故作咳嗽。喉咸口黏，身软乏力，食谷欠香，为肺燥脾湿，津液不化，难于循经上承之象；左脉和缓，右脉滑而稍数，系表邪已祛，肺胃尚有微邪之候。

【治法】润肺止嗽，和中化湿。

【方药】清肺化湿代茶饮。

金石斛二钱，甘菊二钱，桑叶二钱，前胡一钱五分，酒黄芩一钱五分，陈皮一钱五分，神曲二钱炒，鲜青果七个研，水煎代茶。

若肺胃饮热未清，有时咳嗽、口渴者，可用清嗽代茶饮。

酒黄芩一钱五分，前胡二钱，紫菀一钱五分，桑皮二钱炙，天花粉二钱，川贝二钱研，枳壳一钱五分炒，芦根一枝切碎，水煎代茶。

3. 肺热痰滞

【主证】咳嗽痰盛,微热自汗,唇燥咽干,大便不净,脉息滑数,指纹微红。

【证候分析】肺中滞热未净,煎炼津液,致咳嗽痰盛,微热自汗。肺与大肠相表里,肺热则肠燥,故大便不净。热邪蒸灼于上,故唇燥咽干。脉息滑数,指纹微红,均为痰热壅盛之候。

【治法】清肺开痰,生津利肠。

【方药】清热代茶饮。

酒芩一钱,浙贝八分,桑皮一钱五分炙,麦冬一钱去心,橘红五分,羚羊八分,桔梗一钱,蒌仁一钱研,生地五分,引用红枣二枚。

若肺热痰滞,复受风凉,以致咳嗽烦躁,时作潮热,脉纹红赤,可投清热代茶饮。

银柴胡一钱,知母二钱,桑白皮一钱,地骨皮二钱,胡黄连一钱,南楂一钱五分,天花粉一钱五分,酒芩一钱,甜桔梗一钱五分,麦冬二钱,不用引。

以上二方皆为小儿剂量,成人用时酌增其剂。

(二) 内因咳嗽

1. 痰饮咳嗽

【主证】咳嗽痰多,咯之不爽,胸闷,脉息右寸关滑缓,余部调匀。

【证候分析】肺胃痰饮,夹以寒火郁遏,煎炼津液,致咳嗽痰多,咯之不爽。肺气不宣,故胸膈满闷。脉右寸关滑缓,为肺胃痰湿偏盛之象。

【治法】化痰涤饮,下气降逆。

【方药】清肺代茶饮。

苏梗子二钱,前胡一钱五分,金沸草一钱五分_{包煎},枳壳一钱五分_炒,广橘红一钱,壳砂八分_研,水煎随意代茶。

若痰饮减轻,仍时作咳嗽,大便较多者可用缓中代茶饮。

党参一钱,五味子四分,红枣肉两个,鲜青果三个_{去尖研},水煎温服。

2. 虚劳咳嗽

【主证】咳嗽时作,痰涎不多。耳内有哄声,言语气怯,中州较空,不耐凉热,手部发胀,睡不解乏,腰腿有时酸痛,脉息左寸关弦软近缓,右寸关沉滑力软,两尺弱。

【证候分析】虚劳者,皆由脏腑亏损、元气虚弱、积劳内伤、久虚不复所致。本病以肺气虚为主,故见咳嗽时作,痰涎不多,言语气怯,不耐凉热。脾气不足,故中州较空,手部发胀。肾精亏耗,致耳内有哄声,腰腿有时酸痛。心血亦虚,则睡不解乏。脉息左寸关弦软近缓为血虚,右寸关沉滑力软为气虚浮热,两尺弱,乃肾脏精气俱亏之征。

【治法】益气补虚,清肺止嗽。

【方药】滋益安嗽代茶饮。

西洋参三钱_研,生地四钱_{大片},当归四钱,杭芍四钱_炒,大熟地六钱_{捣碎},杜仲三钱,炒龙骨三钱_研,莲蕊三钱,焦枣仁三钱_研,川芎一钱五分,川贝四钱_研,桑叶三钱,枇杷叶三钱_炙,苏叶一钱五分,橘红一钱五分,生草一钱,水煎代茶。

169

三、痘　疹

痘疹,清宫医案所载包括天花、痧疹、瘾疹等,属于儿科的发疹性传染病。其病因乃病毒之邪袭于人体肺、胃、肾诸脏腑,与气血相搏,郁于肌表,发于皮肤。由于天花在全世界已基本消灭,脉案中对瘾疹披载甚少,本文仅介绍痧疹的治法。

痧疹的治疗,见于道光朝六年四公主脉案,代茶饮主要作为汤剂的辅助性措施使用,以清涤余邪。

(一) 皮肤红点渐退

【主证】皮表红点渐见稀疏,喘嗽渐减,二便微行,气怯身弱,乳食甚少,脉息和缓。

【证候分析】肺胃有热,外受暑瘟。病毒与血气相搏,发于肌肤而为红点,肺气失宣而见喘嗽。肺气合大肠而为水之上源,肺气不降,故二便虽微行而不爽。脉息和缓,为正气渐复,气怯身弱、乳食甚少,乃滞热未净所致。

【治法】消积化滞,清肺和中。

【方药】三仙代茶饮。

焦楂二钱研,焦曲二钱,麦芽二钱,杏仁一钱五分,茯苓一钱五分,桑皮二钱,桔梗一钱,陈皮八分,半夏八分炙,引用甘草梢五分。

若咳甚者,可于本方加贝母三钱、莱菔子二钱、黄芩三钱调理。

（二）头面周身痧疹渐收

【主证】头面、周身、四肢白色痧疹渐收,身热微轻,咳嗽渐减,咽喉干燥,小便短赤,脉息缓滑。

【证候分析】脾肺郁有湿热,经治疗,湿热渐化而外透,故全身痧疹渐收。身热微轻、咳嗽渐减、脉息缓滑,均为表热稍有未净之象;咽喉干燥、小便短赤,乃属心经移热小肠之征。

【治法】清心凉血,利小肠湿热。

【方药】清热代茶饮。

生地二钱小,赤苓一钱五分,木通一钱,桔梗一钱五分,元参一钱五分,枳壳一钱炒,丹皮一钱,甘草五分,引用灯心一束。

四、暑　疟

疟疾,是由疟原虫侵袭人体而引起的寒热往来、发作有一定时间的疾病。中医所称之疟疾范围较广,不一定皆能检出疟原虫。按季节区分,《内经》云"夏伤于暑,秋必痎疟"是指正疟而言。本节所谓"暑疟",则系感受暑邪,夏令即发,寒热有定时者,与雷少逸《时病论》"长夏纳凉,感受阴暑,暑汗不出,邪遂伏于内,直待秋来,加冒凉气而发"之暑疟有别。因暑必兼湿,故清代宫廷医学治疟,常暑湿并论,而代茶饮在本病中,后期颇受青睐。今以嘉庆朝南府首领禄喜和光绪皇帝有关暑疟的脉案为依据,简述本病的大内治疗规律。

171

（一）暑疟中期

【主证】间日发疟，往来寒热，口渴思凉，身肢酸软，胸膈不畅，脉息弦数。

【证候分析】停饮受凉，复感暑热，发为暑疟。疟邪与暑湿痰饮之邪相合，定时出阳入阴，故间日发作。邪伏募原，易伤少阳、阳明，致寒热往来，口渴思冷。身肢酸软、胸膈不畅，乃暑湿阻遏气机之象；脉息弦数，为疟邪留连肝胆之征。

【治法】截疟化湿，理气保津。

【方药】截疟代茶饮。

常山三钱醋炒，草果八分煨，槟榔二钱，陈皮三钱，乌梅五个，共用水煎半茶钟，露一宿，次日一甲（早）饮之。

若疟邪尚盛，气道欠调，里滞尚未下行，头顶疼痛，烧热未解，胸膈不畅，身肢酸痛，有时急躁，脉息左寸关浮弦，右寸关滑数，可用和解清热代茶饮调理：

柴胡一钱，薄荷一钱五分，地骨皮三钱，葛根二钱，胡连二钱，条芩三钱，生杭芍三钱，白芷二钱，生地八钱，次泽泻二钱，镑羚羊二钱，水煎代茶。

（二）暑疟后期

【主证】白昼寒热已减，夜间稍觉潮热。身肢微软，懒于饮食，胸闷口苦，虚烦不眠，脉息弦数。

【证候分析】疟疾病连少阳，病虽减而痰热未除。阴分之邪留扰，故夜间尚觉潮热。痰热上扰，胆火上炎，致胸闷口苦、虚烦不眠、脉息弦数。胆热影响脾胃，脾不化湿，乃有身肢酸软、懒于饮食诸症。

【治法】清涤胆经余邪,化痰除湿和中。

【方药】温胆代茶饮。

茯苓三钱,半夏曲三钱_炒,陈皮三钱,竹茹二钱,枳壳一钱五分_炒,桔梗二钱,槟榔三钱,花粉二钱,山楂三钱,每晚一帖。

若素有湿饮过盛,胸闷少食,脉息弦数者,投以开胃代茶饮:

山楂三钱,焦曲三钱,麦芽三钱,槟榔一钱五分,赤苓三钱,陈皮二钱,竹茹二钱,滑石一钱五分,甘草五分,水熬半盅,饮之。

五、头 晕 头 痛

头晕,指头部自觉运行,有旋转不定之感。轻者可为眼花,闭目即止,或若以布裹首,昏蒙不适;重者如坐舟车之中,不能站立,甚至伴见恶心、呕吐、出汗等症。头痛亦为一种自觉症状,或剧如锥刺及裂开,或绵绵微痛不适。因头为诸阳之会,五脏六腑之精华皆上泛于此,六淫外袭,上犯巅顶;内伤诸疾,气血不足以上荣,或因邪气阻滞而逆乱,俱可导致头部疾患。若内外风盛而掉眩,则发为头晕;脉络痹阻而不痛,则发为头痛。两者由于病因相类,故又常兼见或并见。本文将其合并讨论,原因亦基于此。

(一) 头晕

清宫有关脉案,散见于慈禧、光绪、珍妃、宣统皇帝之记录中。

1. 内热外感

【主证】眩晕,有时恶风,口干,消化稍慢,脉左寸浮弦,右关缓滑。

【证候分析】肝胃蓄饮生热,外受风寒。风邪上犯巅顶,风盛则动,故见眩晕恶风。肝邪犯胃,影响纳食,致消化稍慢;热郁于中,津液敷布失常,致口干。脉左寸浮弦,右关微滑,系表里俱实之象。

【治法】疏风清热,表里双解。

【方药】清化代茶饮。

荆穗一钱,甘菊二钱,霜桑叶二钱,薄荷八分,茅术二钱炒,神曲二钱炒,生甘草六分,水煎代茶。

2. 湿热熏蒸

【主证】头作眩晕,胸膈不畅,口干微渴,小水不利,脉左关弦数,右关滑数。

【证候分析】肝胃蓄有饮热,时或熏蒸,致头部间作眩晕,头重如裹。湿热弥漫三焦,水热互结,津液运行受阻,故口干微渴,胸膈不畅,小水不利。脉左关弦数,右关滑数,皆为湿热未清之征。

【治法】平胃化湿,清饮热,止眩晕。

【方药】平胃化湿代茶饮。

陈皮二钱,茅术二钱蜜炙,赤苓三钱,半夏二钱曲炒,甘菊二钱,桑叶二钱,灯心三子,水煎代茶。

若口干微渴,本方加芦根二支切碎入煎。

3. 肝阳上潜

【主证】眩晕耳鸣,步履无力,饮食消化较慢,膳后胸堵,大便觉燥。脉息左部沉弦而细,右寸关沉滑。

【证候分析】久病肾亏，肝胃失调，上盛下虚，水不涵木，风阳上潜，正气受损，致眩晕耳鸣，腿膝步履无力。肝郁生热，气机阻滞，影响胃之纳谷功能，故有膳后食堵，饮食消化较慢，大便觉燥。脉息左部沉弦而细，右寸关沉滑，皆为阴虚肝胃有热之征。

【治法】清肝热、调胃气以治其标，佐以扶正培本之剂。

【方药】清肝调胃代茶饮。

钩藤三钱，陈皮一钱，苍耳子二钱 炒研，麦冬二钱，杭芍三钱，菊花二钱，西洋参一钱 研，熟军六分，枳壳一钱五分 炒，焦曲二钱，水煎温服。

（二）头痛

有关脉案，见于慈禧、光绪皇帝记录中。

1. 全头微疼

【主证】头微疼，口渴思饮，身肢酸倦，有时恶寒，手心发热，大关防（大便）欠调，脉息左关见弦，人迎稍浮，右寸关滑数。

【证候分析】肺胃蕴热，蓄有湿滞，稍感风凉，诸阳之会郁而不通，故全头微痛，脉息左关见弦，人迎稍浮，右寸滑数。肺合皮毛，下络大肠，邪气束表，内舍于肺，波及大肠，致有时恶寒，大便欠调。口渴思饮，乃水热互结，津液不能上承之象；手心发热，为阳明湿盛，夹热外扰之征。

【治法】清解化湿为主，佐以疏散风邪。

【方药】清解化湿代茶饮。

荆芥三钱，藿香一钱五分，猪苓三钱，泽泻三钱，焦三仙六钱,扁豆三钱炒,陈皮一钱五分,厚朴一钱五分炙,水煎温服。

2. 偏右头痛

【主证】偏右头疼,胸中懊恼,口干作渴,憎寒恶心,或呕吐痰水,脉息左关见弦,右关沉滑。

【证候分析】胃经蓄有水饮,湿热熏蒸,外受风凉。风邪夹热搏击痰湿之气,痹阻右偏头部经络,致见偏右头疼,伴有憎寒。痰湿蓄于胃,饮热扰于胸,胃气失于和降,故胸中懊恼,口干作渴,恶心,或呕吐痰水。左关脉弦,右关沉滑,为饮热积留中焦之兆。

【治法】散风除湿,和中化饮清热。

【方药】清化代茶饮。

蔓荆子三钱炒,川芎二钱,防风三钱,茅术二钱炒,藿香梗二钱,橘皮二钱,建曲三钱炒,薄荷一钱,水煎代茶。

若热盛于湿者,本方加酒连一钱研、酒芩三钱、花粉三钱入煎;目角色赤者,本方加连翘二钱、酒赤芍一钱五分,水煎服。

(三) 头晕与头痛并见

有关脉案,见于慈禧、光绪及宣统皇后婉容之医疗记录。其中以肝热夹湿外感风邪最为常见。

【主证】头觉晕痛,胸堵呕恶,谷食欠香,身肢酸倦。脉息左关沉弦,右部滑数。

【证候分析】肝热气滞,中州蓄饮,外感风邪。湿热蒸于上中焦,风邪干于阳分,气机失调,致头觉晕痛,胸堵呕恶。谷食欠香、身肢酸倦,为湿热困脾之象。脉息左关沉弦、右部滑数,乃肝脾失调之征。

【治法】散风化湿,清肝调中。

【方药】皇后代茶饮。

甘菊花三钱,薄荷二钱,桑叶三钱,川芎二钱,次生地六钱,杭芍四钱_生,全归四钱,竹茹三钱,姜川连二钱_研,法夏三钱_研,姜朴三钱,陈皮二钱,水煎代茶。

若鼻吸凉气则偏右头疼,口干作渴,眩晕时作,可于本方加蔓荆子二钱_生、胆草一钱五分_{酒洗入煎}。

六、不　寐

不寐,或称"少寐""不得卧",即一般所谓失眠,是以经常不易入眠为特点的疾病。本病的形成与"神"有关,大体可概括为"有邪"和"无邪"两大类。邪扰于神而致不寐者属实,营血不足而致不寐者属虚。治疗之法,重在调理内脏。有关代茶饮取自乾隆朝定贵人、十五阿哥福晋、道光朝彤妃之医疗记录等。

(一)外感病后,阴虚不寐

【主证】外感暑邪初愈,夜间不寐,心烦口干,小便黄赤,脉息和缓。

【证候分析】感暑初愈,阴虚内热,扰于神明,心神不能守舍,以致夜间不寐。心烦口干,为津液不足之象;小便黄赤,乃内热下移小肠之征。脉息和缓示外邪已解,唯余正虚也。

【治法】益阴清热安神。

【方药】益阴代茶饮。

次生地三钱,麦冬三钱,知母二钱,甘草五分,赤苓三钱,花粉二钱,煎汤代茶。

若内热偏亢不寐者,可于本方加酒连一钱、炒栀三钱、灯心二束入煎。

(二) 久病脏虚,不能入寐

1. 心气不足

【主证】夜间有时不寐,饮食少思,四肢倦怠,心悸易汗,脉息和缓。

【证候分析】心藏神,主血脉而受宗气鼓动,其气来源于脾之精微。心气不足则神不守舍,故夜间有时不寐而心悸;心液外泄则易汗。脾不健运,致饮食少思;气衰血少,令四肢倦怠。脉息和缓,为心气不足,不能鼓舞血脉营运之象。

【治法】守心安神,兼和脾胃。

【方药】育神代茶饮。

茯神三钱,枣仁二钱_炒,远志一钱,半夏二钱,竹茹二钱,水煎代茶。

若气虚甚者,可于本方加西洋参一钱。

2. 肝阴不足

【主证】失血之后,烦热短寐,身软神倦,心悸多梦,脉息和缓。

【证候分析】肝藏血,体阴而用阳。失血之后,肝阴不足,魂不归位,致烦热多梦。心不得血而悸动,神不守舍而短寐。身软神倦,为肝木乘脾,脾失健运,不能化生精微滋养四肢百骸之象;脉息和缓,为邪热不盛之明证。

178

【治法】和肝育神。

【方药】和肝育神代茶饮。

枣仁三钱_炒，灯心五十寸，水煎代茶。

若烦热甚者，本方加当归二钱、白芍一钱五分_{酒炒}、丹参八钱、生地二钱以养肝血；胃纳欠佳者，本方去灯心，加麦芽三钱。

七、眼 疾

眼疾之使用代茶饮者，在清宫医案中惟见于咸丰朝吉嫔天行赤眼治案和光绪皇帝眼睑疾患治案。

（一）天行赤眼

【主证】目白睛红赤，青睛有白膜一片，可见于单眼或双眼，沙涩难睁，时流热泪，脉息浮数。

【证候分析】天行赤眼多因风热邪毒引起，为眼科急性传染病。目白睛属肺，青睛属肝。今白睛红赤、青睛生白色翳膜，系肝肺热盛，外受风邪所致。风热壅盛，故眼睛沙涩难睁。时流热泪，脉息浮数。代茶饮用于翳膜渐平之时较佳。

【治法】清肝肺之热，疏散风邪。

【方药】清热代茶饮。

黄连一钱_研，栀子三钱，枯芩三钱，胆草二钱，菊花三钱，决明二钱，水煎代茶。

（二）眼睑粟疮

【主证】眼上睑稍有浮红，生粟疮，有时作痛，纳食减少,脉息和缓。

【证候分析】胃蓄痰饮,湿热熏蒸,外受风凉。脾胃湿热及风毒之邪外乘,壅滞胞睑,致胞睑内生黄色粟米状颗粒,是谓粟疮。邪正交争,气血流行不畅,故眼上睑稍有浮红,睑部有时作痛。脉息和缓,表明病邪未甚。

【治法】清热除湿祛风。

【方药】清胃化湿代茶饮。

荆芥一钱五分,防风二钱,霜桑叶二钱,甘菊二钱,生地二钱_火,连翘二钱,酒赤芍一钱五分,薄荷八分,水煎代茶。

(三) 眼睑红赤

【主证】眼睑红赤,胸膈膨闷,谷食不香,肌肤发热,身肢懒倦,有时头晕、闷痛。唇焦而紫,口舌生疮,脉息左寸关弦数而浮,右寸关沉滑。

【证候分析】肝胃蕴热夹湿,心经火郁,感受风凉。火热之邪夹湿上攻,与外来风凉相合,乘于至高之位。肝主目,脾胃主眼睑及口唇,心主舌,头为诸阳之会,故症见眼睑红赤,唇焦而紫,口舌生疮,有时头晕、闷痛。表邪尚存,致肌肤发热,身肢懒倦。里湿未化,致胸膈膨闷,谷食不香。脉息左关浮弦而数,右寸关沉滑,提示湿热之邪在肝,在上中二焦,表邪未解。

【治法】清上中二焦湿热,兼疏表邪。

【方药】清上化湿代茶饮。

蔓荆子三钱_生,甘菊三钱,桑叶二钱,羚羊二钱,金沸草三钱_{包煎},炒栀二钱,葛根二钱,银柴一钱五分,天花粉三钱,竹茹二钱。

八、口黏、口糜

口黏,谓口中黏腻不爽;口糜,谓口腔内黏膜溃烂如糜粥样,有特殊臭味。两者均为湿热之邪上蒸所致,临床颇为常见,惟病位有脾、肝之不同。本篇内容系据光绪皇帝医疗记录选取。

(一) 口黏

【主证】口黏时作,食谷欠香,胸膈微觉嘈闷,身体微倦,脉息和缓。

【证候分析】脾胃湿邪未清,夹热蒸腾于上,致口黏时作。湿邪弥漫上中二焦,湿与食合,影响纳运,故胸膈嘈闷,食谷欠香。身体微倦、脉息和缓,为湿邪不甚之征。

【治法】健脾化湿,理气消滞。

【方药】和胃代茶饮(方之一)。

生于术一钱五分,茅术一钱五分炒,茯苓二钱,陈皮一钱,金石斛一钱,谷芽二钱炒,建曲一钱炒焦,广砂四分研,水煎代茶。

(二) 口糜

【主证】舌边糜烂肿痛,连及项稍肿胀木,妨碍谷食,有时急躁,微有寒热,脉息左关弦数,右寸关沉滑而数。

【证候分析】肝肺胃三经有热,湿郁熏蒸,气道欠调,稍受风邪。热盛则肿,热郁则痛,热盛则肉腐,致有舌边糜烂肿痛,连及项稍肿胀木之症。肿痛舌糜,自当妨碍谷

181

食。热邪留扰胸中,故有时烦躁;表邪未解,乃微有寒热。脉左关弦数为肝经火旺之象,右寸关沉滑而数,是肺胃湿热蕴积之征。

【治法】清解化湿,平肝散风。

【方药】清解化湿代茶饮。

薄荷一钱五分,荆芥二钱,防风二钱,赤芍三钱,羚羊角二钱,酒连一钱五分研,生地四钱次,青皮三钱炒,郁金三钱研,酒军一钱五分,酒芩三钱,水煎代茶。

另用清热漱药法:

薄荷二钱,紫荆皮三钱,石膏六钱研,川连二钱研,栀子三钱生,生甘草五分,水煎,频频温漱。

注意:宜稍避风,忌辛辣动火烹炸之物调理。

九、口渴、齿龈糜烂、肿痛

口渴以口腔干燥思饮、得水即减为特征;齿龈糜烂常伴出血、口臭,是风热牙疳的主症;齿龈肿痛常伴恶寒发热,属牙龂痛的范畴。三症均以胃热引起者居多,但常有虚实之别。本文所选代茶饮证候和脉案,源于道光朝四公主、咸丰朝懿贵妃和大公主及宣统皇帝之医疗记录。

(一) 口渴

1. 胃燥作渴

【主证】口渴喜饮,舌干纳少,心烦,精神委顿,小便多,右部脉躁。

【证候分析】胃中燥热,伤及津液,致受纳失常,而见口渴喜饮、舌干纳少之症。燥热循足阳明之经别"上通于心",心神被邪所扰,致见心烦,精神委顿。小便多为热灼于上,上不制下;右脉躁乃燥热内灼之象。

【治法】滋阴生津清胃。

【方药】滋胃代茶饮。

绿豆一两研,西瓜皮四两去青皮,香蕉四两去皮,水煎代茶。

2. 胃中浮热

【主证】晚间偶或咽干作渴,咽喉不利,舌根色赤,脉息右关稍数。

【证候分析】胃阴不足,致生浮热,循经上熏于咽喉,致见晚间偶或咽干作渴、咽喉不利之症。舌根色赤,为下焦血分兼有郁热;脉息右关稍数,示虚热主要源于脾胃。

【治法】滋阴清热。

【方药】清热平胃代茶饮。

生地三钱,丹皮二钱,麦门冬三钱去心,杭芍一钱五分,竹茹二钱,青皮二钱,金石斛一钱,生甘草六分,水煎代茶。

183

(二)牙龈糜烂

【主证】牙龈糜烂,延及上腭,脉息滑数。

【证候分析】牙龈和上腭为手足阳明经脉分布之处。脾胃湿热上蒸于肺,熏灼于牙龈上腭,热盛则肉腐,致见糜烂之症。脉象滑数,乃热毒壅盛之象。

【治法】清胃解毒,苦寒直折。

【方药】内服清胃代茶饮,午晚二帖。外敷瓜霜散,兼漱口玉池散方调理。

清胃代茶饮方：

石膏一钱五分_煅，酒芩一钱，黄柏一钱五分_{盐水炒}，银花一钱，连翘一钱_{去心}，胡连五分，甘草五分_生，引用灯心一子。

漱口玉池散方：

石膏六钱_{生研}，薄荷一钱五分，防风一钱五分，银花二钱，黄柏二钱，知母一钱五分，细辛一钱，菊花二钱，煎汤漱口，兑蜜一茶匙。

（三）牙根肿痛

【主证】牙根微肿作痛，口燥咽干，脉息滑缓。

【证候分析】胃肠邪热循经上攻于牙齿咽喉，致有牙根肿痛、口燥咽干之症。脉息滑缓，为热尚未炽。

【治法】清胃热，解毒生津。

【方药】清热代茶饮。

麦冬三钱_{去心}，桔梗二钱，银花三钱，知母二钱，豆根三钱，竹叶一钱五分，水煎代茶。

若内热炽盛，大便燥结者，可于方中加酒川军二钱，以清热化滞。

十、咽喉诸病

咽和喉的部位相邻，咽为饮食之通道，喉为呼吸之门户，故古人称二者为肺胃之关隘。一旦患病，其证候多较危急，甚至决生死于数日，判安危于顷刻。咽喉诸病，外因以风热为多，内因以痰火、阴虚阳亢为主。治疗上除全身性疗法外，较为重视局部疗法，代茶饮属于较好的剂型。本篇所谈咽喉诸病,包括咽干、咽痛、咽喉不利、咽喉痛等。取材涉及乾隆朝十五阿哥福晋、嘉庆朝庄顺皇贵妃、咸丰朝懿嫔和祺嫔、宣统皇帝和皇后婉容诸脉案。

(一)咽干

【主证】晚间偶或咽干作渴,舌根略有赤色,脉息和缓,惟右关稍数。

【证候分析】胃中阳盛,浮热上攻于咽嗌部,致舌根稍现红色,晚间偶或咽干作渴。脉息右关稍数,乃胃热之征。

【治法】滋胃阴,清胃热。

【方药】清热平胃代茶饮。

生地三钱,丹皮二钱,寸门冬三钱去心,杭芍一钱五分,竹茹二钱,青皮二钱,金石斛一钱,生甘草六分,水煎代茶。

185

(二)咽痛

1. 蕴热感风

【主证】咽堵作疼,头昏肢倦,右寸关浮滑。

【证候分析】阳明蕴热,上攻咽嗌,风凉外束,致热邪不能外解,发于咽部而见咽堵作疼。头昏肢倦、右寸关浮滑,均为风邪在表之征。

【治法】和解清热,利咽止痛。

【方药】皇后代茶饮。

大青叶一钱五分,元参二钱,连翘二钱,薄荷一钱,干寸冬二钱,黄芩二钱,炒栀二钱,花粉一钱五分,鲜青果五个打,杏仁八分炒,赤芍一钱五分,水煎代茶。

2. 肝热湿饮

【主证】咽痛痰多,头晕胸闷,有时作呕,脉左关稍弦,右寸关滑而近数。

【证候分析】肝足厥阴之脉,夹胃,注肺,上贯膈,布季胁,循喉咙之后,上入颃颡。今肝热湿饮,稍感风邪,邪循肝脉上攻,致见咽痛痰多,胸胁满闷,头晕如裹。肝邪犯胃,胃失和降,故有作呕现象。脉左寸关稍弦,为脉旺之表现;右寸关滑而近数,乃脾湿之征兆。

【治法】清肝化饮,利咽止痛。

【方药】皇上代茶饮(之一)。

粉葛一钱五分,小生地三钱,浙贝母二钱,连翘一钱五分,薄荷叶八分,僵蚕一钱,枯芩一钱,丹皮一钱五分,泽泻一钱五分,知母一钱五分,甘草五分,引用竹茹一钱五分。

(三)咽喉不利

【主证】咽喉不利,呼吸吞咽有不适之感。右关脉洪数,左寸关右寸亦略数。

【证候分析】肺胃伏火,复感外邪,致肺气壅塞,气机不利,而成咽喉不利之症。脉右关洪数、左寸关右寸亦略数,为上中二焦热郁之象。

【治法】清解内热,兼疏表邪。

【方药】皇上代茶饮(之二)。

小生地三钱,白芍二钱,甘菊花二钱,连翘一钱五分,麦冬二钱,薄荷七分,浙贝母二钱,茯苓三钱,甘草五分,杏仁泥二钱,引用鲜竹茹一钱五分。

(四) 咽喉肿痛

1. 里热感风

【主证】上腭咽喉作痛,身肢时有冷热,脉息左关弦数,右寸关浮滑而数。

【证候分析】肝胃有火,肺经感有风热,内外合邪。上攻咽喉分野,致见上腭咽喉作痛;邪气与卫气交争则有身肢冷热。脉左关弦数为肝热之象,右寸关浮滑而数乃肺胃热盛之征。

【治法】润肺利咽,平肝清胃,解毒透邪。

【方药】清热代茶饮。

鲜青果三十个_{去核},鲜芦根四十个_{切碎},水煎代茶。

2. 邪热伤阴

【主证】咽喉稍觉肿痛,胸满懒食,寒热已解,脉息缓滑。

【证候分析】春温、风温邪热已祛,阴液受伤,肺胃滞热未净,故咽喉仍稍觉肿痛,胸满懒食。脉象缓滑,为内热留扰之明证。

【治法】清热养阴,解毒止痛。

【方药】清金代茶饮。

酒芩二钱,麦冬三钱,元参三钱,苦桔梗二钱,生甘草一钱,水煎代茶。

若咽喉夜间有时作痛,脉息渐缓,此由阴分素亏,饮热未净所致,宜用益阴代茶饮。

生地三钱_次,麦冬三钱_{去心},银花二钱,焦三仙六钱,煎汤代茶。

十一、恶心欲呕

恶心欲呕,是指胃气上逆泛泛想吐的症状,属于"胃口"之病。本病的发病原因,有寒、有食、有痰饮、有宿水、有火邪、有秽气所触、有阴湿伤胃、有伤寒疟痢诸邪在胃口、有脾虚、有阴伤者,总不外虚、实两端。清宫代茶饮所治恶心欲呕脉案,见于太监李莲英和宣统皇帝溥仪的医疗记录。处方遣药,亦自成一体。

(一) 寒饮伤胃

【主证】有时欲呕,口内多涎或清水,喜热恶寒,脉息左部平和,右关微滑。

【证候分析】寒饮伤胃,胃气欠调,气机上逆,故有时作呕。饮停于中焦,致口内多涎或清水,喜热恶寒。右关微滑,属脾胃痰饮未祛之征。

【治法】散寒化饮,和胃降逆。

【方药】和胃代茶饮(方之二)。

橘红一钱老树,伏糖姜一片,水煎代茶。

(二) 湿热伤阴

【主证】有时恶心,身肢酸倦,口干音嗄,舌体光红,脉息左关弦缓,右关沉滑。

【证候分析】湿热伤及胃阴,胃失和降,致有时恶心。口干音嗄、舌体光红,皆属阴伤之象;身肢酸倦,乃脾不能为胃行津液、布精微所致。脉息左关弦缓、右关沉滑,提示湿热未尽。

【治法】养阴除湿,和胃止呕。

【方药】和胃代茶饮(方之三)。

干青果五个_{去尖研},广皮八分,石斛一钱_金,菊花一钱,水煎温服。

十二、胸部疾病

《素问·金匮真言论》指出,胸部脏器中,心为"阳中之阳",肺为"阳中之阴",故胸乃阳气之所居。心主血,肺主气,是以胸又为气血之橐吁。因此,凡邪气上干胸阳,或某种因素影响胸内气血之流畅,均可导致胸部生病,出现胸热、胸膈满闷、胸胁胀满或阻塞等。本篇所选治疗胸部疾病的代茶饮,来源于嘉庆皇帝、嘉庆朝二阿哥福晋和光绪皇帝及珍妃脉案。

189

(一) 胸热

【主证】胸热烦闷,伴耳鸣、肠鸣。脉息沉数无力。

【证候分析】胸中热感,多为内热证。此由春初感邪,邪虽祛而心胃有热,胸阳不得外彻,致邪热留扰胸膈,故胸中烦热不安。邪热留扰,影响心脉向耳的气血供给,可致耳鸣,故《灵枢·邪气脏腑病形》有"心脉微涩为耳鸣"之说。胸中内脏,心与小肠为表里,肺与大肠为表里,邪扰胸中而影响心肺之外合,加之水气不化,从而引起肠鸣。脉息沉数无力,提示为虚热所生。

【治法】清热除烦,化饮利湿。

【方药】(嘉庆皇帝)代茶饮。

橘红三钱,石斛三钱,炒栀仁二钱,淡竹叶三钱,灯心三钱,煎汤随意代茶。

(二) 胸膈满闷

1. 饮热未清

【主证】胸膈膨闷,口干作渴,大小便不畅,脉息左关稍弦,右关滑数。

【证候分析】外感之后,上焦饮滞,余热未清,热郁气滞,致胸膈膨闷。热伤津液,致口干作渴;六腑涩结,致二便不畅。左关脉弦为气滞之象,右关滑数乃胃热之征。

【治法】清余热,消饮滞。

【方药】清热平胃代茶饮。

酒芩二钱,陈皮二钱,炒茅术一钱五分,滑石三钱,花粉三钱,槟榔三钱,焦三仙各二钱,甘草五分,水煎代茶。

若口渴甚者,本方去炒茅术加石斛二钱;小便不畅显著者,加入灯心三子。口鼻干燥者,加入麦冬一钱五分去心、竹茹一钱、桔梗一钱。

2. 里滞不清

【主证】胸膈胀满,腹胀时痛,嗳腐吞酸,恶食,或大便泄泻,舌苔厚腻,脉息弦数。

【证候分析】外感之邪虽解,里滞之饮食未消。浊邪上干清阳之位,以致胸膈胀满。食饮滞于胃中,胃失和降,受纳传道失常,故腹胀时痛,嗳腐吞酸,恶食便泻。湿浊壅滞,饮郁化热,是以舌苔厚腻,脉息弦数。

【治法】消滞理气,化饮清热。

【方药】和胃代茶饮(方之四)。

190

茯苓二钱,酒芩一钱五分,枳壳一钱五分炒,香附二钱炙,缩砂八分研,陈皮一钱五分,半夏一钱五分炙,焦楂三钱,焦曲二钱,甘草三分生,引用灯心一束。

3. 血虚气郁

【主证】胸满,胸间不得舒畅,脉息和缓有力。

【证候分析】素为血虚之体,肝郁气滞湿浊为患,致胸中清阳受其干扰而出现胸满,胸间不舒。脉息和缓有力,乃病势向愈之象。

【治法】养血舒肝,理气除湿。

【方药】和胃代茶饮(方之五)。

当归身二钱,川芎二钱,白芍二钱,生地二钱,广木香一钱五分研,枳实二钱,苍术二钱,焦三仙各三钱,水煎代茶。

(三)胸胁胀满

191

【主证】胸胁胀满,口渴不欲饮,头闷,脉息弦数。

【证候分析】气滞肝郁,内有饮热。邪气阻滞肝脉之分野,致见胸胁胀满。头闷、口渴不欲饮,为湿热上蒸之象;脉息弦数,为肝经饮热之征。

【治法】理气化滞,解郁清热。

【方药】代茶饮。

苍术一钱炒,厚朴一钱炙,陈皮一钱五分,抚芎八分,香附二钱炙,甘草三分生,煎汤代茶。

若热盛者,本方加黄连八分、条芩一钱五分。

十三、胃气欠和

"胃气欠和",在清宫医案中是一个含义较为广泛的名词,大体指由外邪或内因所引起的各种胃功能失调证,临床表现为谷食欠香,有时恶心作呕,胸闷,膈间觉嘈,消化较慢,食后腹中微瘩,腹脘微觉作痛,体倦嗜卧,脉息和缓或右关滑缓。本病病因以外邪侵袭为多,其中记载饮邪(饮食所伤)13处、湿邪10处、热邪10处、寒凉之邪3处、暑邪和停滞之邪各2处;内因以肝病为多,计4处,因"郁"者2处,胃热、肾虚、气血虚各1处。提示胃气欠和是以外邪侵袭和肝邪犯胃为主的疾病,与单纯饮食太过、脾胃受伤之"伤食"证略有不同。胃气欠和可包括伤食,而伤食则不能概括胃气欠和证。本病在清宫医案中的记录,首见于嘉庆朝孝慎成皇后脉案,终止于宣统皇帝溥仪脉案,历朝载述共25处。兹择其要分述于后。

(一) 外因所致之胃气欠和

1. 饮热未清

【主证】饮食欠香,有时作呕,头目晕眩,脉右关滑缓。

【证候分析】内蓄饮热,外感风凉。经治疗,风凉虽祛,饮热尚存,伤及胃气,胃之受纳功能失常,气机上逆,故饮食不香,有时作呕。饮热阻遏清浊之气的升降,致浊气在上而头目晕眩。脉右关滑缓,为饮热蓄于胃腑之兆。

【治法】化饮消食,清热止呕。

【方药】和胃代茶饮(方之六)。

橘皮一钱,竹茹一钱,建曲二钱,谷芽二钱_炒,菊花一钱,灯心一子,水煎代茶。

若口干咽痛者,本方加花粉三钱、麦冬四钱_{去心}。风热头晕,本方加荆穗一钱五分、川芎一钱五分。

2. 湿饮尚壅

【主证】饮食不甘,时作呕吐,口黏而渴,运化迟滞,身肢酸倦,脉息右寸关沉滑。

【证候分析】湿饮盛于胃腑,胃气失于和降,故饮食不甘、运化迟滞,时作呕吐。湿热上蒸,致口黏而渴;湿阻肌肉,致身肢酸倦。脉息右寸关沉滑,提示湿饮盛于中焦。

【治法】和胃化湿,调理饮食。

【方药】和胃化湿代茶饮。

赤苓三钱,陈皮二钱,竹茹二钱,大腹皮二钱,焦楂三钱,枳壳二钱_炒,薏米二钱_炒,甘草八分_生,水煎温服。

3. 停饮受寒

【主证】饮食不香,腹痛喜温,脘部微胀,泛吐清水,脉息和缓。

【证候分析】停饮受寒,胃之受纳功能失常,故饮食不香、泛吐清水。胃寒而气机受阻,致脘部微胀、腹痛喜温。脉息和缓为病邪不甚之象。

【治法】化饮和中,暖胃止痛。

【方药】和胃代茶饮(方之七)。

焦曲一钱五分,麦芽一钱五分_炒,半夏一钱五分_炙,桔梗一钱五分,橘皮一钱五分,赤苓块一钱五分,枳壳一钱五分,焦楂一钱五分,甘草五分_生,水煎代茶。

若腹痛较甚者,本方加煨木香八分研、缩砂八分研,引用生姜一片、红枣肉二枚。

4. 暑热伤胃

【主证】食谷不香,微作恶心,身肢困倦,口干思饮,脉息平缓。

【证候分析】暑热伤胃,津液被耗,胃之受纳和降功能失常,故有食谷不香、微作恶心、口干思饮之症。身肢困倦,乃进食减少,饮食精微不能荣养肌肉所致。脉息平缓,乃邪祛正复之征。

【治法】和胃消食,滋阴清暑。

【方药】和胃代茶饮(方之八)。

焦槟榔二钱,橘红二钱老树,竹茹一钱,石斛一钱,焦山楂二钱,甘草五分,水煎随时代茶。

(二) 内因所致之胃气欠和

1. 肝郁久舒

【主证】饮食不香,胁下窜痛,脘闷作呕,脉息右寸关弦而稍涩。

【证候分析】肝郁不伸,气机欠舒,血气未和。木逆犯土,胃失和降受纳之功能,故饮食不香,脘闷作呕。胁下窜痛、右寸关弦而稍涩,皆为肝经自病、影响肺胃之兆。

【治法】和胃理气,养血平肝。

【方药】和胃代茶饮(方之九)。

茯苓三钱,陈皮一钱五分,炒于术二钱,当归二钱,酒芍二钱,木香六分,炒谷芽三钱,甘草八分,水煎代茶。

2. 肝热夹饮

【主证】谷食不香,腹胁胀满,口苦咽干,小便热赤,脉息和缓。

【证候分析】肝热夹饮,兼有暑湿,伤及胃腑,气机壅滞,故胁腹胀满,谷食不香。肝火上炎,湿热下注,致见口苦咽干、小便热赤。脉息和缓,为邪气未甚之兆。

【治法】和胃消食,清肝利湿。

【方药】清热代茶饮。

酒芩二钱,云连一钱酒炒,木瓜一钱五分,赤苓三钱,木通一钱五分,焦曲三钱,谷芽三钱焦,天水散三钱,引用灯心一束。

(三)内伤外感所致之胃气欠和

【主证】食少脘痞,不知饥饿,大便稀溏,稍觉头晕,恶风身重,脉右关缓滑。

【证候分析】脾虚湿盛,复感外邪。湿伤脾胃,故食少脘痞,不知饥饿。脾湿下注,致见便溏。头晕、恶风、身重、脉滑,皆风邪束表,湿伤肌肉所致。

【治法】健脾除湿,疏散表邪。

【方药】和中代茶饮。

荆穗一钱五分,甘菊二钱,川芎一钱五分,蔓荆子二钱炒,茅术二钱炒,云苓三钱,薏米三钱炒,生甘草六分,水煎代茶。

十四、腹 胀

腹胀亦称膜胀,是临床内科常见病证。一般指腹部胀大或胀满不适,按之柔软,叩之如鼓,得嗳气或矢气稍松。其形成原因,《素问·阴阳应象大论》谓"浊气在上,则生膜胀"。本病多由脾失健运,消化不良,气机阻滞,使清浊相混,浊阴于上而不能降,故为膜胀。治疗大法,因本病即使正虚,终属邪实,古人慎用补法。清代宫廷运用代茶饮治疗腹胀,见于道光朝孝慎成皇后和光绪朝总管太监李莲英脉案,投药精练,独具一格。

(一)脾虚湿阻

【主证】腹中作胀,时重时轻,消化较慢,筋脉作痛,脉息左关弦而近数,右寸关滑缓。

【证候分析】气弱脾湿,中气欠调,风湿未净。清浊相混,脾气不适,致腹中作胀。脾气得阳则行,得阴则滞,故消化较慢,腹胀时重时轻。筋脉作痛,由肝脾失调,湿伤筋脉引起;脉息左关弦而近数、右寸关滑数,乃肝脾不和,饮热内盛之明证。

【治法】健脾化湿,理气消胀。

【方药】和中代茶饮。

广皮八分,炒谷芽三钱,焦薏米四钱,广砂四分研,水煎代茶。

若肝旺者,本方加炒杭芍一钱五分、木瓜一钱五分。

(二)里滞不清

【主证】胁腹胀满,食入胀加,口干心烦,脉息和缓。

【证候分析】食滞肠胃,腑气不行,致胁腹胀满,食入胀加。口干心烦,为胃中浊邪上熏之象;脉息和缓,系病邪渐祛之候。

【治法】消积和中，清心利湿。

【方药】和胃代茶饮（方之十）。

神曲三钱炒，山楂三钱炒，麦冬三钱去心，麦芽三钱炒，竹茹三钱，灯心一钱，水煎代茶。

十五、泄 泻

泄泻是指大便次数增多，粪便稀薄，甚至泻出如水样而言。本病的病因多由暑湿、饮食伤及肠胃、肝脾失调及肾阳不振，以致脾胃功能障碍，水谷清浊不分，混杂而下。治疗之法，宜调脾胃、祛湿为主。清宫代茶饮治疗泄泻大体亦遵从此法，其脉案主要载于嘉庆朝五阿哥和宣统皇帝的治病记录。

（一）暑湿伤脾

【主证】泻下气秽而清稀，腹痛肠鸣，胸闷纳呆，肢体倦怠，身有微热，脉息浮数。

【证候分析】暑湿停滞，伤及脾胃，湿胜而致泻下清稀。胸闷纳呆，肢体倦怠。胃肠气滞不通，故腹痛肠鸣。粪便气秽、身热脉数，皆为表里之热未祛。

【治法】健脾利湿，解表清里。

【方药】胃苓代茶饮。

苏梗叶一钱，腹皮一钱五分，猪苓一钱，泽泻一钱五分，赤茯苓二钱，桔梗一钱五分，苍术八分炒焦，厚朴二钱制，陈皮一钱五分，引用六一散二钱，灯心三十寸，薏苡仁四两。

（二）积食伤冷

【主证】泄泻呕吐，粪便酸臭，或有不消化物，腹痛而胀，厌食嗳腐，右关脉浮而滞。

【证候分析】胃有积食，复伤生冷，脾胃功能失调，清浊相混，乱于肠胃，致成泄泻呕吐之证。粪臭嗳腐、厌食腹痛、大便或有不消化物，皆为积食之象，右关脉浮而滞，亦为伤食之征。

【治法】消积化滞，温胃止泻。

【方药】皇上代茶饮。

煨木香一钱五分，槟榔二钱焦，腹皮一钱，新会皮一钱五分，焦白术二钱，丁香三个研，甘草一钱，水煎代茶。

若伤冷较甚者，本方加西砂仁四钱碎，去膜、炮姜五分。若尿少者，于方中加入炒车前子二钱。

（三）肝胃饮热

【主证】泄泻遇愤怒则发作，或有腹痛，胸胁痞闷，甚则呕逆，善太息，口苦而渴，脉弦。

【证候分析】愤怒伤肝，肝失条达，横逆乘脾，气机失调，脾失健运，清气不升，故泄泻腹痛。肝气不舒，致有胸胁痞闷、呕逆、善太息等症。口苦而渴，属饮热伤津；弦为肝之本脉，肝旺故脉弦。

【治法】柔肝和脾，清热生津。

【方药】清胃和肝代茶饮。

黄芩一钱，知母一钱，元参一钱五分，麦冬二钱，扁豆二钱土炒，杭芍一钱五分，水煎代茶。

若气滞而胸胁痞满较甚者，本方加入厚朴一钱、陈皮一钱、广木香一钱五分。

十六、二 便 异 常

二便异常,是指小便不利、尿频、大便不行等症。其病因各有不同:小便不利多由湿热蕴结膀胱引起,尿频多由肾虚不摄,大便不行常为肝胃失和、郁热灼津所致,故治法亦异。本篇所论,选自光绪皇帝、太监李莲英、隆裕皇后等的脉案。

(一) 小便异常

1. 小便不利

【主证】小水欠利,有时头晕,口渴,心中稍有懊侬,脉息右寸关滑缓。

【证候分析】肺胃蓄有湿热,水液与热互结,影响肺气之通调、三焦之气化,水液难于下输膀胱而为溺,故小水欠利,湿热上蒸,津液不布,热扰胸膈,致头晕口渴、有时心中懊侬。脉息右寸关滑缓,为肺胃湿热郁蒸之象。

【治法】清热利湿和中。

【方药】利湿代茶饮。

甘菊二钱,桑叶二钱,酒芩一钱五分,川芎一钱,赤苓二钱研,神曲二钱炒,泽泻一钱五分,益元散二钱煎,水煎代茶。

2. 尿频

【主证】小便勤,筋脉作痛,脉息左关见弦,右关滑缓。

【证候分析】脾元虚弱,湿热下注,致小便频数、筋脉作痛。脉左弦右滑,乃脾经湿热伤及筋脉之兆。

【治法】健脾化湿缩尿。

【方药】缩泉代茶饮。

益智仁六分研,芡实米二钱研,分心木二钱,白果五个去皮研,水煎代茶,去渣。

(二) 大便异常

1. 大便不畅

【主证】大便不畅,欲行未行。肌肤烧热,口干作渴,目赤唇燥。脉息左寸关弦数稍浮,右寸关沉滑而数。

【证候分析】外感风寒,内有郁热饮滞,营卫未和,火灼阴液,肠道津液受伤,致大便干燥,排便不畅,欲排便而难以排出。肌肤烧热、左寸关弦数稍浮,为外邪未罢之象;口干作渴、目赤唇燥、右寸关沉滑而数,乃热盛阴伤之征。

【治法】滋阴通便,清热解表。

【方药】滋阴清热化湿代茶饮。

中生地三钱,元参三钱,花粉三钱,骨皮三钱,粉葛根三钱,青蒿二钱,鳖甲二钱生,银柴一钱五分,溏瓜蒌四钱,桃仁三钱,焦楂四钱,枳壳三钱炒,水煎温服。

2. 大便不行

【主证】大关防未行,头疼眩晕,胸间不畅,口黏而渴,有时恶心,脉左关弦而近数,右寸关滑数。

【证候分析】肝胃之气欠调,湿热郁滞肠间,致大便未行、胸间不畅。湿热熏蒸于上,则头疼眩晕、口黏而渴;胃气逆而不降,故有时恶心。脉左弦右滑而皆数,乃肝胃湿热之兆。

【治法】清胃养阴,平肝化湿。

【方药】清胃代茶饮。

旋覆花二钱_{包煎},竹茹二钱,菊花二钱,金石斛三钱,水煎代茶。

十七、围生期疾病

围生期指妇女怀孕后期(即孕期 20 周左右)至小儿出生后 4 周。做好围生期的妇幼保健工作,对防治妇女、胎儿和新生儿疾病,降低新生儿死亡率,有着重要意义。清代宫廷医学非常重视妇女围生期医疗保健,代茶饮的使用也较为广泛,兹据道光朝静贵妃、全贵妃、祥妃脉案分述于后。

(一)胎动不安

201

【主证】妊娠期中,腰部及小腹坠胀,嗳气纳呆,脉缓滑。

【证候分析】胎儿赖气血以成长。若因郁怒,气机不畅,影响血液养胎,从而产生胎动不安、腰部及小腹坠胀。嗳气纳呆,为肝气犯胃,故嗳气纳呆。脉缓而滑,为妊娠之兆。

【治法】理气安胎。

【方药】橘缩代茶饮。

橘皮二钱,缩砂一钱五分,水煎代茶。

若气滞较甚者,本方加苏梗一钱五分。

（二）妊娠心烦

【主证】妊娠期间，心惊胆怯，烦闷不安，郁郁不乐，小便黄浊而热，脉息安和。

【证候分析】妊娠期间，阴血聚而养胎，心失所养而火独亢，神明不安，致心惊胆怯、烦闷不乐。心移热于小肠，小肠清浊不分，转输障碍，故小便黄浊而热。脉息安和，为胎元未伤之象。

【治法】清心安胎。

【方药】清热代茶饮。

酒芩一钱五分，灯心一子，竹叶十片，煎汤代茶。

（三）妊娠咳嗽

【主证】妊娠中期，有时咳嗽，身热咽干，脉息滑数。

【证候分析】妊娠热盛，火灼肺金，致生咳嗽。表邪未尽，热盛阴伤，故身热咽干。脉息滑数为热盛之征。

【治法】清金泻火，解表生津。

【方药】清金代茶饮。

羌活一钱五分，防风一钱五分，苏梗一钱五分，生地三钱小，麦冬三钱去心，桔梗二钱，知母二钱，黄芩二钱，甘草五分生，引用芦根三把。

（四）产后回乳

【主证】产后小腹疼痛，恶露不畅。乳房微胀，乳汁充沛，但不欲哺乳。脉息弦缓。

【证候分析】产后瘀血未尽,血络未通,故小腹疼痛、恶露不畅、脉息弦缓。乳房微胀、乳汁充沛,为气血两旺之象。因不欲哺乳,所以采用回乳之法。

【治法】活血逐瘀回乳。

【方药】回乳代茶饮。

川芎一钱五分,生地炭四钱,红花二钱,当归五钱_{酒洗},枯芩一钱五分,麦芽五钱_{生炒各半},赤芍二钱,川牛膝三钱,甘草八分_生,引用荷梗七寸、菊花二钱。

若恶露已尽,腹痛缓解,乳汁未回者,可投回乳汤。

生麦芽一两五钱,熟麦芽一两五钱,午晚二剂,煎汤代茶。

第三节 善后调理应用

疾病的善后调理,属于康复医学范畴。清宫代茶饮具有药物康复的功效,被广泛应用于外感、内伤诸病,对病后的复元起到积极作用。其中,外感疾病的善后注意清涤余邪、养阴保津;内伤疾病的善后注意扶助正气,平调阴阳。各种疾病的善后注意调理脾胃、增进饮食,尤其值得我们重视和借鉴。

一、清涤余邪,养阴保津

病例一:乾隆朝十一阿哥福晋痰热乘于心包案

病案治疗全过程从略,下同。

乾隆五十三年三月初八日晚,张肇基、姜晟、王诏恩请得十一福晋脉息和缓。诸症俱减,惟肺经余热未净。今止汤药,拟用代茶饮调理。

桔梗三钱,天花粉三钱,不用引,水煎代茶,一帖,晚服。

病例二：嘉庆朝四阿哥风凉瘾疹治案

嘉庆十五年正月二十四日,刘锺、段继善、吕廷珪请得四阿哥脉息和平。原系肺胃有热,外受风凉瘾疹之症。用药调治,诸症俱好,相宜歇药,薄粥避风,橘麦代茶饮。

橘红一钱,麦冬一钱去心,神曲一钱,麦芽一钱炒,淡竹叶五分,生地一钱,水煎代茶。

病例三：同治朝大公主咯血鼻衄治案

同治八年三月十四日,李德全请得大公主脉息和缓。连服清热凉血之剂,血静热清,鼻衄痰红俱好。惟素来肝胃之火有余,汤药多服,恐伤胃气。今用清热代茶饮一帖调理。

石斛三钱,甘菊三钱,麦冬三钱,泽泻二钱,灯心五子,水煎代茶。

病例四：光绪皇帝感寒咳嗽治案

光绪某年正月二十一日,庄守和请得光绪帝脉息左部和平,右寸关沉滑稍数。诸症俱减,惟肺经稍有饮热未净,以致偶有咳嗽,鼻息欠爽,今用清肺理嗽代茶饮调理。

瓜蒌皮二钱,川贝二钱研,前胡一钱五分,酒芩一钱五分,蜜桑皮一钱五分,桔梗二钱,甘草七分,水煎代茶。

按:以上四个病案,主病主症虽有不同,但疾病向愈之时余邪未尽、阴津受伤则相似。故用代茶饮时既取桔梗、竹叶、甘菊、蒌皮、黄芩等清涤余邪，又投天花粉、麦冬、生地、石斛之类养阴保津。由于恰合外感疾病化热伤阴的病机，故能促进疾病康复。

二、扶助正气，平调阴阳

病例一：光绪朝吉妃风寒气滞症治案

光绪某年正月十七日，范绍相请得吉妃脉息和缓，诸症渐次就痊。惟腰胯稍有酸沉，今用温经代茶饮，外仍用熁熨之法调理。

续断三钱，杜仲二钱，牛膝二钱，山药三钱，水煎代茶。

病例二：光绪皇帝咳血症治案

光绪某年四月初一日未刻，薛福辰、庄守和、李德昌请得皇上脉息右寸稍大，拟用代茶饮清浮热而资调理。

藕节七个，菊花炭一钱五分，牡丹皮一钱五分，山栀一钱炒透焦，白芍一钱五分，水煎随便代茶。

按：以上两内伤病案各有特点。吉妃脉案向愈时腰胯酸沉，系肝肾不足、寒湿乘之之象，故采用温经代茶饮扶助正气、补益肝肾，以期温散寒湿。光绪皇帝脉案系咳血向愈时浮热仍盛，表现为右寸脉稍显浮大，故投代茶饮清其浮热、抑阳扶阴，而使阴平阳秘。两案理、法、方、药丝丝入扣，善后调理目标明确，值得后人仿效。

三、调理脾胃，增进饮食

病例一：光绪皇帝外感头痛治案

光绪某年正月二十五日，庄守和请得光绪帝脉息左部和平，右关滑缓。诸症均好，惟胃气欠和，脾经消化稍慢。今用和中代茶饮调理。

厚朴一钱五分炙，陈皮一钱五分，云苓三钱，于术二钱土炒，谷芽三钱炒，神曲二钱炒，薏米三钱炒，甘草六分，水煎代茶。

病例二：光绪皇帝停饮感邪治案

光绪某年十月二十九日，庄守和请得皇上脉息和缓，急躁口渴俱减，诸症痊愈。惟胃气稍欠调和，今用和胃代茶饮一帖调理。

薏苡米三钱，茯苓二钱，橘皮一钱五分，麦冬二钱去心，炒谷芽二钱，甘草七分，水煎随时代茶。

病例三：道光朝孝慎成皇后停滞受凉治案

道光三年四月十二日，赵永年、王明福、郝进喜请得皇后脉息和缓。原系停滞受凉之症。用药调治，诸症渐好。惟余热不净，胃气欠和。今议用清热和胃代茶饮调理（方之十一）。

竹茹三钱，麦冬三钱去心，小生地三钱，花粉三钱，赤苓三钱，神曲三钱，焦楂三钱研，谷芽三钱炒，灯心五十寸，水煎代茶。

按：胃为五脏六腑之海，故外感、内伤疾病皆可影响于胃，而出现胃气欠和之证。若胃之受纳、腐熟水谷功能失常,又可反过来影响疾病之康复。因此,清代宫廷医学于病后注意调理脾胃,重视增进饮食,其用心着力之处,颇寓深意。以上三个病案根据疾病向愈时的不同特点,在调和胃气、消滞增食的同时,脾湿盛加入于术、薏米、茯苓之类,脾阴伤加入麦冬、生地、天花粉之属,因时因人制宜,故能收却疾愈病之全功。

207

附　录

一、清宫代茶饮药物汇编

二　画

人参

三　画

大枣　山楂　川贝母　川芎　广藿香

四　画

天冬　天花粉　五味子　丹参

五　画

甘草　石菖蒲　石斛　龙骨　生姜　白术　白芍
白扁豆　瓜蒌　玄参　半夏

六　画

地骨皮　地黄　西洋参　当归　肉桂　竹叶　竹茹
灯心草

七 画

麦冬 麦芽 远志 苍术 芦根 杜仲 连翘 吴
茱萸 牡丹皮 谷芽 沙参 陈皮

八 画

青皮 青果 青蒿 苦杏仁 枇杷叶 郁金 知母
金银花 泽泻

九 画

荆芥 茯苓 枳壳 栀子 厚朴 砂仁 香附
神曲

十 画

荸荠 莲须 荷叶 荷梗 桔梗 柴胡 浙贝母 209
桑叶 桑白皮

十 一 画

黄芩 黄芪 黄连 菊花 梨 羚羊角

十 二 画

葛根 紫苏叶 滑石

十 四 画

蔓荆子 槟榔 酸枣仁

十 五 画

熟地

十六画及以上

薏苡仁　薄荷　藕　藕节

二、清宫代茶饮方剂索引

211

212

213

十 二 画

十 三 画

十 五 画

十 六 画

214

三、清宫代茶饮医药档案照片

清宫医案中代茶饮广泛用于外感、湿阻、食滞、便秘、疟疾、虚损等各种病证,甚至养生保健亦用代茶饮。清宫代茶饮方多用药轻灵,讲究法度,处方切中病机,且具有不甚苦口、服用方便的优点,值得现代整理研究。现附清宫茶档案照片数张,以兹说明。

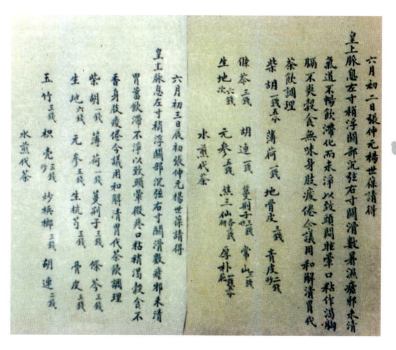

图 1 六月初二、初三日皇上医案中御医张仲元拟
用代茶方——和解清胃代茶饮

215

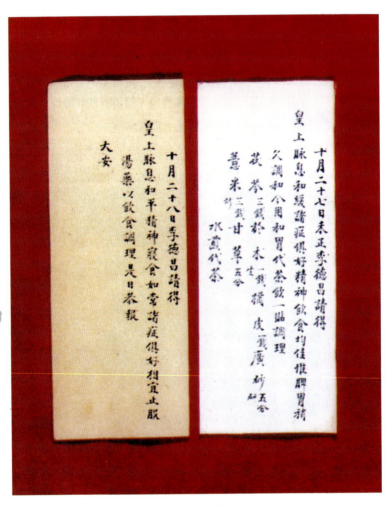

图2　十月二十七日皇上医案中御医李德昌拟
用代茶方——和胃代茶饮

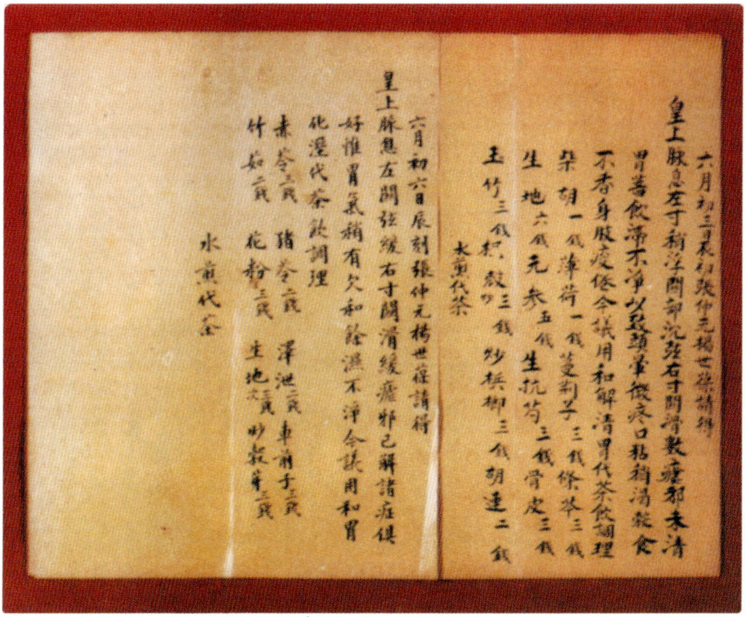

六月初三日辰刻張仲元楊世芬請得
皇上脈息左寸稍浮關部沉弦右寸關滑數痰邪未清
胃蓄飲滯不淨以致頭暈微疼口粘稍渴飲食
不香身肢痠倦今議用和解清胃代茶飲調理
柴胡一錢 薄荷一錢 蔓荊子三錢 條芩三錢
生地六錢 元參五錢 生杭芍三錢 骨皮三錢
玉竹三錢 枳殼三錢炒 炒梹榔三錢 胡連二錢
水煎代茶

六月初六日辰刻張仲元楊世芬請得
皇上脈息左關弦緩右寸關滑緩痰邪已解諸症俱
好惟胃氣稍有欠和餘濕不淨今議用和胃
化濕代茶飲調理
赤苓三錢 豬苓三錢 澤瀉三錢 車前子三錢
竹茹三錢 花粉三錢 生地六錢 炒穀芽三錢
水煎代茶

图3　六月初三日皇上医案中御医张仲元拟用代茶方——和解清胃代茶饮
六月初六日皇上医案中御医张仲元拟用和胃化湿代茶饮

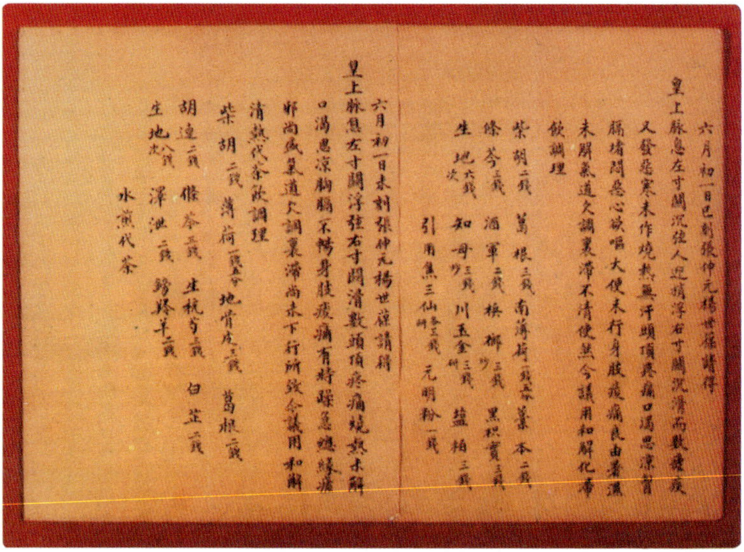

六月初一日巳刻張仲元楊世瑞請得
皇上脈息左寸關沉弦人迎稍浮右寸關沉滑而數瘧疾
又發惡寒未作燒熱無汗頭項疼痛口渴思涼胸
膈堵悶惡心欲嘔大便未行身肢痠痛良由暑濕
未解氣道欠調裏滯不清使然今議用和解化滯
飲調理

柴胡二錢　葛根三錢　南薄荷一錢五分　藁本二錢
條芩三錢　酒軍二錢　檳榔炒三錢　黑枳實三錢
生地次六錢　知母炒三錢　川玉金研三錢　鹽柏三錢
引用焦三仙研各三錢　元明粉一錢

六月初一日未刻張仲元楊世瑞請得
皇上脈息左寸關浮弦右寸關清數頭項疼痛燒熱未解
口渴思涼胸膈不暢身肢痠痛有時躁急總緣暑
邪尚盛氣道欠調裏滯尚未下行所致今議用和解
清熱代茶飲調理

柴胡二錢　薄荷一錢五分　地骨皮三錢　葛根二錢
胡連二錢　條芩三錢　生杭芍三錢　白芷二錢
生地次八錢　澤瀉二錢　鈎藤三錢
水煎代茶

图 4　六月初一日未刻皇上医案中御医张仲元拟用代茶方——和解清热代茶饮

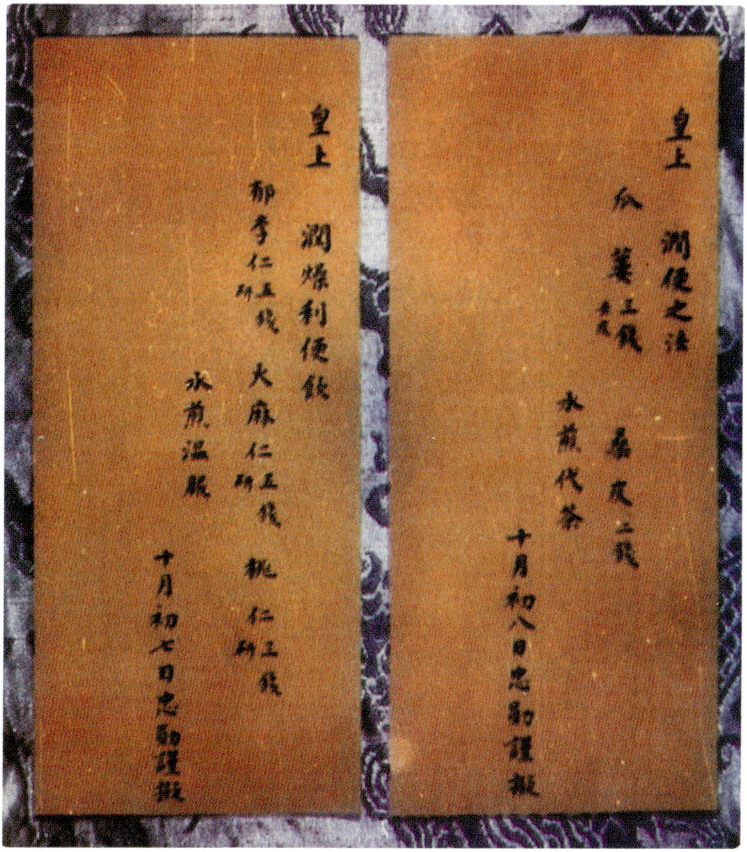

图 5 皇上润便法代茶方

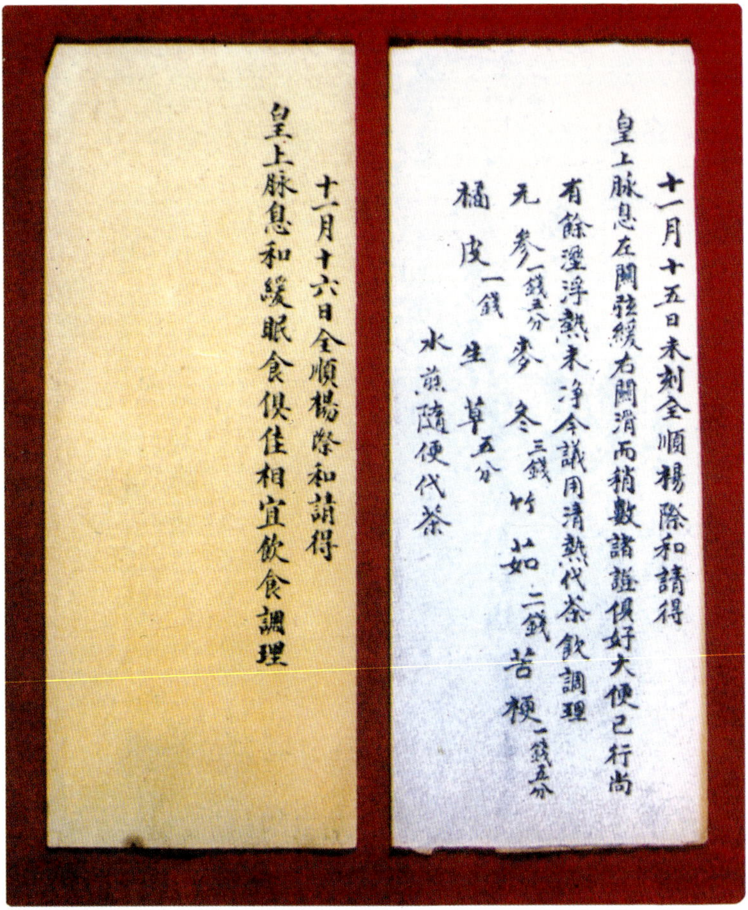

皇上脉息左关弦缓右关滑而稍数诸证俱好大便已行尚

有余涩浮热未净今议用清热代茶饮调理

　元参一钱五分　冬三钱　竹如二钱　苦梗一钱五分

　福皮一钱　生草五分

　　　　　　水煎随便代茶

十一月十五日未刻全顺杨际和请得

十月十六日全顺杨际和请得

皇上脉息和缓眠食俱佳相宜饮食调理

图 6　十一月十五日未刻皇上医案中御医杨际和拟
用代茶方——清热代茶饮

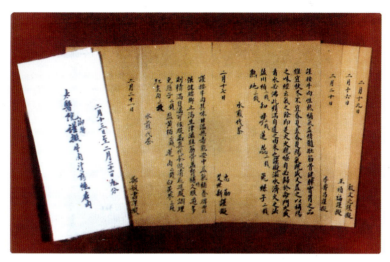

图 7　二月二十一日代茶方——益真代茶饮